Ricette della dieta Chetogenica 2021-22

Ricette facili e convenienti per dimagrire senza perdere il gusto a tavola.

Piatti Low Carb e ad alto contenuto di grassi per migliorare il tuo corpo e recuperare la fiducia in se stessi.

Susy Martini

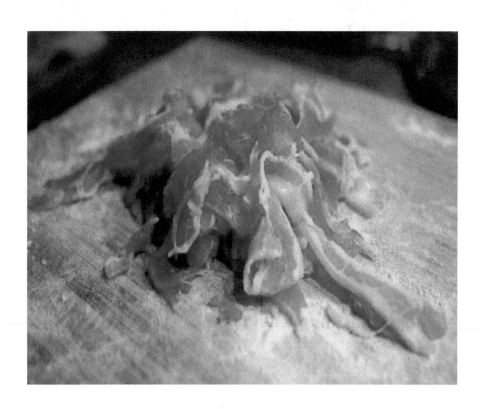

Indice

—

INTRODUZIONE

Le opzioni per una sana alimentazione sono infinite in questi giorni, e la Dieta Keto sta diventando sempre più popolare. Keto può anche essere conosciuto come una dieta a basso contenuto di carboidrati ad alto contenuto di grassi. Imparate a cucinare come un cuoco professionista mentre siete a dieta con questo nuovo favoloso libro di ricette. Imparare a fare deliziosi pasti facili da cucinare che hanno un ottimo sapore e che aiutano a perdere peso allo stesso tempo!

Il cibo è una necessità nella vita che tutti noi diamo per scontata. La nostra dieta è ciò che consumiamo ogni giorno e di cui dovremmo essere consapevoli. Questo libro è stato progettato per insegnarvi come si può fare una grande varietà di piatti deliziosi in cui si è in grado di adattarsi al modo di mangiare Keto.

Ci sono due tipi di diete chetogeniche, Dieta chetogenica standard: Si tratta di una dieta a bassissimo contenuto di carboidrati, di solito meno di 20 grammi al giorno, e la dieta chetogenica mirata: Si tratta di uno stile di alimentazione a digiuno intermittente con un apporto medio di carboidrati di circa 30-50 grammi al giorno.

Questo libro di ricette keto contiene varie ricette keto-friendly che si possono cucinare quotidianamente. Questa dieta è molto popolare, ma può essere difficile rispettare i limiti dei carboidrati. Ma, con l'aiuto di questo ricettario, sarà più facile seguire questa dieta perché ogni ricetta è stata attentamente pianificata in modo che siano tutte deliziose, mantenendo comunque bassi i carboidrati e le calorie.

Sarete in grado di capire lo stile di vita che questa dieta richiede e come funziona in modo da poter avere più successo nella vostra dieta.

Le ricette Keto sono più facili da preparare perché forniscono le informazioni necessarie per una particolare ricetta. Con questo libro imparerete a cucinare alcuni dei piatti più deliziosi, perché tutte le ricette sono state attentamente pianificate con ingredienti di alta qualità.

Con ogni ricetta, sarete in grado di capire la gerarchia di grassi, carboidrati, proteine e calorie. Questo vi darà una migliore comprensione di ciò che mangiate e di come influirà sulla vostra dieta.

Le ricette che troverete in questo libro sono piene dei sapori appetitosi che si possono incontrare in qualsiasi ristorante. Queste ricette di alta qualità sono più che buone, sono ottime! Non dovreste perdere questa grande opportunità!

Le nostre ricette di dieta keto sono prese da diversi sapori provenienti da tutto il mondo. Abbiamo organizzato le ricette secondo il gruppo principale del carb, che è a basso contenuto di carboidrati. È molto importante che passiate attraverso la guida prima di iniziare a cucinare, in modo da avere un'idea di come funziona questa dieta.

Siamo lieti di annunciare che molti dei nostri lettori hanno implementato con successo questa dieta nella loro routine e hanno perso peso. Tuttavia, comprendiamo che alcune persone hanno bisogno di una maggiore guida, quindi abbiamo incluso anche una guida su come implementare questa dieta in modo corretto e sicuro nel vostro stile di vita. Abbiamo implementato questa dieta noi stessi e siamo la prova vivente che funziona! Si tratta di un metodo collaudato e troverete tutte le informazioni necessarie per avere successo nel nostro libro.

Ho seguito la dieta Keto per circa 6 mesi e funziona a meraviglia. Ho perso molto peso, ma soprattutto il mio corpo sta iniziando a rispondere bene alla maggior parte degli alimenti, non scoraggiatevi se vi sentite come se foste bloccati, perché se tutto il resto fallisce si può sempre tornare al modo di mangiare ad alto contenuto di grassi.

La dieta Keto è attualmente il modo di mangiare a basso contenuto di carboidrati.

Come la maggior parte delle diete, Keto richiede di essere molto particolare su ciò che si mangia, perché all'interno di un piccolo cambiamento nelle combinazioni alimentari può influenzare drasticamente la perdita di peso.

Keto dieta è un basso - carb modo di mangiare che è un'alternativa più sana alle altre diete di moda che sono venuti e andati nel corso degli anni. La dieta Keto rende molto più facile per le persone a mantenere il loro peso come si limita di avere carboidrati o frutta zuccherata e tratta. Essa promuove anche una perdita di peso di grasso e, a differenza di altre diete che promuovono la perdita di peso in un breve lasso di tempo dieta Keto rende in modo che il peso continua ad essere perso per un periodo di tempo più lungo. In questo modo, si comincia a vedere i risultati, ma ancora non c'è nessuna perdita di peso drastica come la gente potrebbe ottenere con altre diete.

Una volta iniziata questa dieta a base di keto, ho cominciato a notare dei cambiamenti all'interno di me stesso in termini di motivazione durante l'allenamento e di livelli di energia durante il giorno. Nel complesso, ho perso molto peso e ho scoperto che il mio corpo sta diventando più resistente alle malattie.

Pollo alla paprika Keto

Tempo di preparazione: 5 minuti

Tempo di cottura: 30 minuti

Al servizio: 4

INGREDIENTI:

- 1 cucchiaio di olio di avocado.
- Un chilo di cosce di pollo disossate e senza pelle.
- 2 cucchiai di paprika leggera.
- 1 cucchiaino di sale kosher a piacere.
- 1/2 cucchiaino di pepe nero macinato a piacere.
- 1/2 cucchiaino di curcuma macinata.
- 1/2 cucchiaino di aglio in polvere.
- 1 tazza di pomodori ciliegini.
- 1/2 cipolla gialla grande e a fette.
- Un etto e mezzo chilo di spinaci novelli tritati.
- 1 manciata di coriandolo fresco tritato.
- 2/3 tazza di latte di cocco in scatola intero.
- 1 carota a fette.
- 1 zucchina a fette.

DIREZIONE:

1. Con una grande terrina, aggiungere il pollo, la paprika, il sale, il pepe, la curcuma e l'aglio in polvere, quindi mescolare bene per amalgamare. Con un coltello affilato affettare le cipolle, quindi tritare gli spinaci e il coriandolo. Mettere una padella a fuoco medio e aggiungere l'olio. Una volta che l'olio

è caldo, aggiungere il pollo e far cuocere per circa cinque o sei minuti.

2. Capovolgere e cuocere il pollo per altri tre minuti. Aggiungere i pomodori, le carote, le zucchine e la cipolla tagliata a fette, mescolare e cuocere per circa cinque o sette minuti fino a quando i pomodori non sono cotti. Aggiungere il coriandolo tritato, gli spinaci e il latte di cocco e mescolare.

3. Abbassare il fuoco a basso, cuocere per altri otto-dieci minuti fino a quando il pollo non è completamente cotto. Servire.

Note: Questa ricetta può essere servita così com'è o sopra il riso al cavolfiore o la pasta senza glutine. Le informazioni nutrizionali sono calcolate per porzione.

NUTRIZIONE: Calorie 292, Grassi 18g, Sodio 719mg, Carboidrati 9g, Fibre 3g e Proteine 25g.

Basso Carb Pollo al forno e verdure

Tempo di preparazione: 10 minuti

Tempo di cottura: 40 minuti

Al servizio: 3

INGREDIENTI:

- 1 cucchiaio di burro salato o di olio di cocco (alternativa non casearia).
- 1 spicchio d'aglio tritato.
- 1/2 cucchiaino di sale.
- 1/2 cucchiaino di pepe nero.
- 3/4 cucchiaino di cumino macinato.
- 1/4 di cucchiaino di paprika.
- 1/4 di cucchiaino di coriandolo per terra.
- 1/8 di cucchiaino di pepe di cayenna.
- 1 libbra di fuselli o cosce di pollo.
- 1 cucchiaio di olio di avocado
- 8 oz. di funghi a fette.
- 1 pomodoro Roma a fette.
- 1 carota a fette.
- 3 oz. di asparagi a fette.
- Sentitevi liberi di aggiungere altre verdure keto a scelta.

DIREZIONE:

1. Preriscaldare il forno a 450 gradi F, utilizzando una grande terrina, aggiungere il burro o l'olio, l'aglio, il sale, il pepe, la

paprica, il coriandolo e la cayenna, quindi mescolare bene per amalgamare. Aggiungere i fuselli o le cosce di pollo nella ciotola contenente gli ingredienti miscelati, quindi mescolare per rivestire.

2. In un'altra terrina, aggiungere i funghi, le carote, il pomodoro, gli asparagi e altre verdure. Cospargere le verdure con olio, quindi condire con sale e pepe a piacere. Mescolare bene per rivestire le verdure.

3. Mettere le verdure in una teglia da forno orlata, aggiungere il pollo, quindi mettere la teglia nel forno preriscaldato. Cuocere il pollo e le verdure per circa trentacinque o quaranta minuti fino a quando non si legge una temperatura interna di 165 gradi F.

4. Mettere il forno a cuocere, mettere la teglia sulla seconda rastrelliera più alta e cuocere il pollo e le verdure per circa due o quattro minuti fino a quando il pollo diventa di colore marrone. Servire.

Note: Le informazioni nutrizionali sono calcolate per porzione.

NUTRIZIONE: Calorie 437, grassi 29,36g, carboidrati 8,83g, fibre 3,51g e proteine 29,36g.

Delizia di pollo arrosto e fagiolini

Tempo di preparazione: 15 minuti

Tempo di cottura: 45 minuti

Al servizio: 4

INGREDIENTI:

- 6 grandi cosce di pollo con osso, pelle su cosce di pollo o petto.
- 1 libbra di fagiolini freschi.
- Marinade:
- 1/3 di tazza di olio extravergine di oliva.
- 1/3 di tazza di succo di limone.
- 2 cucchiaini di condimento multiuso.
- 1/2 cucchiaino di timo essiccato.
- Sale e pepe fresco macinato a piacere.
- Altri ingredienti
- La scorza di un limone.

DIREZIONE:

1. Utilizzare un coltello per tagliare la pelle del pollo e metterla da parte. Usando una grande ciotola, aggiungere tutti gli ingredienti per la marinata, quindi mescolare bene per combinarli. Versare circa la metà della marinata in un sacchetto con chiusura a cerniera, aggiungere il pollo, agitare per rivestire e lasciare marinare il pollo per circa trenta

minuti o più. Conservare il resto della marinata per i fagiolini.

2. Nel frattempo, tagliate le estremità dei fagiolini e mettete i fagioli in acqua ghiacciata per farli croccanti. Quindi, preriscaldare il forno a 425 gradi F, scolare il pollo della sua marinata con uno scolapasta e aggiungerlo a una teglia unta.

3. Mettere la teglia in forno preriscaldato e cuocere per circa venti minuti. Una volta che il pollo è cotto, togliere la teglia dal forno, aggiungere i fagiolini ad un'estremità della teglia, spennellare i fagioli con la marinata riservata e aggiungere la scorza di limone.

4. Rimettere la teglia in forno e cuocere per circa venti minuti. Servire.

5. Note

6. Se vi trovate ad usare pezzi di pollo di grandi dimensioni, assicuratevi di testare i gradi di donazione con un termometro a lettura istantanea. Assicuratevi che legga circa 165 gradi F. Le informazioni nutrizionali sono calcolate per porzione.

NUTRIZIONE: Calorie 200, carboidrati 10g, grassi 8g e proteine 20g.

Polpette di pollo deliziose

Tempo di preparazione: 10 minuti

Tempo di cottura: 30 minuti

Al servizio: 13 polpette.

INGREDIENTI:

- Polpette
- 1 libbra di pollo macinato.
- 1/4 di cipolla rossa.
- 1/2 tazza di carote.
- 2 spicchi d'aglio.
- Un pizzico di sale e pepe a piacere.
- Salsa di pollo
- 1/2 tazza di ghee.
- 1 cipolla a dadini.
- 4 spicchi d'aglio tritati.
- 2 cucchiaini di peperoncino in polvere.
- 1 cucchiaino e 1/2 di cumino.
- 1 cucchiaino di coriandolo essiccato.
- 1 cucchiaino di curcuma.
- 1 cucchiaino di zenzero.
- 1/2 cucchiaino di cannella.
- 1/4 di cucchiaino di pepe macinato a piacere.
- 1/4 di cucchiaino di polvere di cayenna.
- 1 cucchiaio di succo di limone.

- 1 (6oz.) concentrato di pomodoro.
- 1 (14 oz.) latte di cocco in scatola.

DIREZIONE:

1. Preriscaldare il forno a 400 gradi F poi con un robot da cucina o un frullatore ad alta velocità, aggiungere tutti gli ingredienti per le polpette, a parte il pollo macinato, quindi frullare fino a quando il composto non viene tritato. Aggiungere il pollo macinato in una grande ciotola, aggiungere gli ingredienti frullati e mescolare.

2. Fare circa tredici polpette di carne dal composto, foderare una teglia da forno con carta pergamena e aggiungere le polpette. Mettere poi la teglia nel forno preriscaldato e cuocere per circa dieci-quindici minuti.

3. In altro per fare il sugo, mettere una padella a fuoco medio e aggiungere circa la metà del ghee. Quando sarà caldo, aggiungere le cipolle e far soffriggere per qualche minuto fino a quando non diventa traslucido. Aggiungere l'aglio e tutte le spezie, abbassare il fuoco a fuoco medio-basso, aggiungere il resto del ghee con gli altri ingredienti e portare ad ebollizione. Non dimenticate di mescolare mentre cucinate.

4. Aggiungere poi le polpette di pollo cotte, coprire la padella e cuocere per altri dieci o quindici minuti fino a quando le polpette non saranno cotte. Servire.

Note: Questa ricetta utilizza ghee, ma è possibile sostituire il ghee con burro o olio vegetale, se lo si desidera. Le informazioni nutrizionali sono calcolate per porzione, due polpette di carne.

NUTRIZIONE: Calorie: 186, Carboidrati: 6g, carboidrati netti 3,6g, proteine: 7,6g, grassi: 15,7g, sodio: 228mg e fibre: 1,2g.

CARNE

Carnitas di maiale

Tempo di preparazione: 35 min.

Tempo di cottura: 25 minuti

Al servizio: 4

INGREDIENTI

- 1 cucchiaio di ghee
- Spalla di maiale con osso di 1 libbra
- ½ cucchiaino d'aglio in polvere
- Sale e pepe nero, a piacere
- 1 arancia, succo d'arancia

DIREZIONI

1. Condite la carne di maiale con aglio in polvere, sale e pepe nero.
2. Mettete il maiale stagionato, il ghee e l'arancia nella pentola a pressione.
3. Cuocere per circa 25 minuti ad ALTA pressione.
4. Rilasciare la pressione in modo naturale e servire il piatto.

NUTRIZIONE: Calorie: 284 Carboidrati: 6,7g Grassi: 19,4g Proteine: 19,7g Sodio: 274mg Zucchero: 5,4g

Petto di manzo facile

Tempo di preparazione: 45 min.

Tempo di cottura: 33 minuti

Al servizio: 6

INGREDIENTI

- 1 cucchiaio di burro
- 2 libbre di petto di manzo
- 2 spicchi d'aglio, tritati
- Sale e pepe nero, a piacere
- 1 cipolla piccola, affettata

DIREZIONI

1. Scaldare il burro in un grande wok e aggiungere cipolle e aglio.

2. Fate soffriggere per circa 3 minuti e aggiungete i petti di manzo, sale e pepe nero.

3. Coprire il coperchio e cuocere per circa 30 minuti a fuoco medio-basso.

4. Sfornate la punta di petto e tagliate le fette desiderate su un tagliere per servirle.

NUTRIZIONE: Calorie: 304 Carboidrati: 1.4g Grassi: 11.4g Proteine: 46.1g Sodio: 114mg Zucchero: 0.5g

Costolette di maiale alla pancetta

Tempo di preparazione: 55 min.

Tempo di cottura: 20 minuti

Al servizio: 8

INGREDIENTI

- 12 strisce di pancetta, tagliate a metà
- 8 braciole di maiale, con osso
- 2 cucchiai di burro
- Sale e pepe nero, a piacere
- 1 tazza di formaggio svizzero, tritato

DIREZIONI

1. Condite le braciole di maiale con sale e pepe nero.
2. Mettere il burro e le braciole di maiale stagionate in un wok.
3. Cuocere per circa 3 minuti su ogni lato e aggiungere la pancetta.
4. Cuocere, coperto per circa 15 minuti a fuoco medio-basso e aggiungere il formaggio.
5. Coprire di nuovo il coperchio e cuocere per circa 5 minuti fino a quando il formaggio non si sarà sciolto.
6. Mescolare bene e servire.

NUTRIZIONE: Calorie: 483 Carboidrati: 0.7g Grassi: 40g Proteine: 27.7g Sodio: 552mg Zucchero: 0.2g

Arrosto di maiale giamaicano

Tempo di preparazione: 2 ore

Tempo di cottura: 1 ora

Al servizio: 4

INGREDIENTI

- 1 cucchiaio di burro
- Spalla di maiale di 1 libbra
- ¼ di tazza di brodo di manzo
- Sale e pepe nero, a piacere
- ¼ di tazza di miscela di spezie Jamaican Jerk

DIREZIONI

1. Preriscaldare il forno a 360 gradi e ungere leggermente una teglia.
2. Conservare la carne di maiale in ammollo nel brodo di manzo per circa 1 ora.
3. Spennellare la carne di maiale con il burro fuso e cospargere con la miscela di spezie Jamaican Jerk, sale e pepe nero.
4. Mettere sulla teglia e trasferire in forno.
5. Cuocere in forno per circa 1 ora e servire il piatto.

NUTRIZIONE: Calorie: 359 Carboidrati: 0.1g Grassi: 27.2g Proteine: 26.7g Sodio: 145mg Zucchero: 0g

Maiale agli agrumi

Tempo di preparazione: 45 min.

Tempo di cottura: 30 minuti

Al servizio: 8

INGREDIENTI

- 2 cucchiai di burro
- 2 libbre di spalla di maiale arrosto, disossata
- 1 cucchiaio di succo di limone
- Sale e pepe nero, a piacere
- 1 cucchiaio di scorza di limone, appena grattugiata

DIREZIONI

1. Preriscaldare il forno a 380 gradi e ingrassare leggermente una teglia.
2. Mescolare in una ciotola burro, succo di limone, scorza di limone, sale e pepe nero.
3. Strofinare la carne di maiale con questo composto e metterla sulla teglia da forno.
4. Trasferire in forno e cuocere per circa 30 minuti.
5. Piatto fuori per servire caldo.

NUTRIZIONE: Calorie: 317 Carboidrati: 0.2g Grassi: 26g Proteine: 19.1g Sodio: 96mg Zucchero: 0.1g

Carne di maiale ai funghi paprika

Tempo di preparazione: 35 min.

Tempo di cottura: 18 minuti

Al servizio: 8

INGREDIENTI

- 2 cucchiai di burro
- 2 libbre di lombo di maiale
- ¾ tazza di panna acida
- Sale e pepe nero, a piacere
- 1 tazza di funghi bianchi

DIREZIONI

1. Condite la carne di maiale con sale e pepe nero.
2. Scaldare il burro in un wok e aggiungere la carne di maiale.
3. Fate soffriggere per circa 3 minuti e aggiungete panna acida e funghi.
4. Coprire il coperchio e cuocere per circa 15 minuti.
5. Piatti fuori e serviti caldi.

NUTRIZIONE Calorie: 348 Carboidrati: 1,2g Grassi: 23,2g Proteine: 32g Sodio: 103mg Zucchero: 0,2g

Costolette di maiale al pesto e parmigiano

Tempo di preparazione: 7 ore e 40 minuti

Tempo di cottura: 30 minuti

Al servizio: 6

INGREDIENTI

- 1 tazza di parmigiano, tritato
- ½ tazza di prezzemolo tritato
- 6 braciole di maiale, disossate
- 6 cucchiai di pesto
- Sale e pepe nero, a piacere

DIREZIONI

1. Condite le braciole di maiale con prezzemolo, sale e pepe nero.
2. Cospargere con salsa al pesto e mettere nella pentola lenta.
3. Coprire il coperchio e cuocere su LOW per circa 7 ore.
4. Aprire il coperchio e ricoprirlo con prezzemolo e parmigiano.
5. Cuocere per circa 30 minuti e servire caldo.

NUTRIZIONE: Calorie: 386 Carboidrati: 2g Grassi: 30.5g Proteine: 25.7g Sodio: 329mg Zucchero: 1g

Fajitas di manzo

Tempo di preparazione: 45 min.

Tempo di cottura: 33 minuti

Al servizio: 5

INGREDIENTI

- 2 peperoni a fette
- 2 cucchiai di condimento fajita
- 1½ libbra e mezzo di manzo, a fette
- 1 cipolla, affettata
- 2 cucchiai di burro

DIREZIONI

1. Scaldare il burro nella padella e aggiungere cipolle e peperoni.
2. Fate soffriggere per circa 3 minuti e aggiungete il manzo e la fajita.
3. Coprire il coperchio e cuocere a fuoco medio-basso per circa 30 minuti.
4. Piatti fuori e serviti caldi.

NUTRIZIONE: Calorie: 330 Carboidrati: 8.2g Grassi: 13.2g Proteine: 42.1g Sodio: 334mg Zucchero: 3.3g

Costolette di maiale alla senape

Tempo di preparazione: 1 ora

Tempo di cottura: 45 minuti

Al servizio: 4

INGREDIENTI

- 2 cucchiai di burro
- 4 braciole di maiale
- 2 cucchiai di senape di Digione
- Sale e pepe nero, a piacere
- 1 cucchiaio di rosmarino fresco, tritato grossolanamente

DIREZIONI

1. Preriscaldare il forno a 360 gradi e ingrassare leggermente una teglia.
2. Marinare le braciole di maiale con rosmarino, senape di Digione, sale e pepe nero.
3. Cospargere di burro e mettere sulla teglia da forno.
4. Cuocere in forno per circa 45 minuti e servire caldo.

NUTRIZIONE: Calorie: 315 Carboidrati: 1g Grassi: 26.1g Proteine: 18.4g Sodio: 186mg Zucchero: 0.1g

Carne di manzo macinata e cavolini di Bruxelles

Tempo di preparazione: 1 ora e 40 minuti

Tempo di cottura: 8 minuti

Servizio: 2

INGREDIENTI

- 5 oz di carne macinata
- 4½ oz di cavoletti di Bruxelles
- ¼ di tazza di maionese
- 1½ oz di burro
- Sale e pepe nero, a piacere

DIREZIONI

1. Scaldare 3 cucchiai di burro in una padella grande a fuoco medio e mescolare la carne di manzo.
2. Cuocere fino a farla rosolare e condire con sale e pepe nero.
3. Abbassare la fiamma e aggiungere il burro rimasto, i cavolini di Bruxelles, il sale e il pepe nero.
4. Cuocere per circa 8 minuti, mescolando di tanto in tanto e aggiungendo maionese per servire.

NUTRIZIONE: Calorie: 356 Carboidrati: 5,5g Grassi: 26,9g Proteine: 23,5g Sodio: 202mg Zucchero: 0,9g

Carne di maiale con carote

Tempo di preparazione: 7 ore e 20 minuti

Tempo di cottura: 7 ore

Al servizio: 8

INGREDIENTI

- 1 cipolla grande, tagliata sottile
- 2 libbre di spalla di maiale arrosto, disossata
- 4 carote medie, pelate e affettate longitudinalmente
- Sale e pepe nero, a piacere
- 1 cucchiaino di origano essiccato, tritato

DIREZIONI

1. Cospargere la spalla di maiale con sale, pepe nero e origano secco.
2. Trasferire la carne di maiale stagionata in una ciotola e tenerla da parte per circa 3 ore.
3. Mettere le cipolle e le carote a fuoco lento e aggiungere la carne di maiale.
4. Coprire il coperchio e mettere la pentola lenta su LOW.
5. Cuocere per circa 7 ore e servire caldo.

NUTRIZIONE: Calorie: 312 Carboidrati: 4,9g Grassi: 23,1g Proteine: 19,6g Sodio: 97mg Zucchero: 2,3g

Bistecca di manzo cremosa all'aglio

Tempo di preparazione: 45 min.

Tempo di cottura: 15 minuti

Al servizio: 6

INGREDIENTI

- 4 spicchi d'aglio tritati
- ½ tazza di burro
- 2 libbre di manzo bistecche di controfiletto di manzo
- 1½ tazza e mezza di crema
- Sale e pepe nero appena macinato, a piacere

DIREZIONI

1. Strofinare le bistecche di manzo con aglio, sale e pepe nero.
2. Marinare il manzo con panna e burro e tenere da parte.
3. Preriscaldare la griglia e trasferire le bistecche su di essa.
4. Grigliare per circa 15 minuti su ogni lato e servire caldo.

NUTRIZIONE: Calorie: 353 Carboidrati: 3,9g Grassi: 24,1g Proteine: 31,8g Sodio: 298mg Zucchero: 1,2g

Bistecca di filetto di manzo chetogenico

Tempo di preparazione: 35 min.

Tempo di cottura: 2 minuti

Al servizio: 3

INGREDIENTI

- ½ cucchiaino d'aglio in polvere
- 3 cucchiai di burro
- Bistecche di manzo da 1 libbra di controfiletto di manzo
- 1 spicchio d'aglio tritato
- Sale e pepe nero appena macinato, a piacere

DIREZIONI

1. Mettere il burro e le bistecche di controfiletto di manzo in una grande padella per la griglia.
2. Cuocere per circa 2 minuti su ogni lato per far rosolare le bistecche.
3. Aggiungere lo spicchio d'aglio, l'aglio in polvere, il sale e il pepe nero e far cuocere per circa 15 minuti per lato a fuoco medio-alto.
4. Trasferire le bistecche in un piatto da portata e servire calde.

NUTRIZIONE: Calorie: 246 Carboidrati: 2g Grassi: 13,1g Proteine: 31,3g Sodio: 224mg Zucchero: 0,1g

VERDURE

Formaggio di capra con crosta di noci e timo

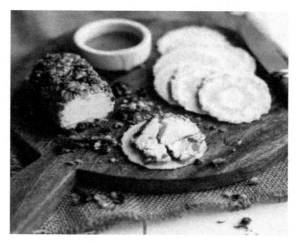

Tempo di preparazione: 10 minuti

Tempo di cottura: 0 minuti

Al servizio: 4

INGREDIENTI:

- 6 once (170 g) di noci, tritate
- 8 once (227 g) di formaggio di capra
- 1 cucchiaino di timo fresco tritato
- 1 cucchiaio di prezzemolo tritato
- 1 cucchiaio di origano tritato

- DALL'ARMADIO:
- ¼ di cucchiaino di pepe nero

DIREZIONE:

1. In un robot da cucina, lavorate le noci, il timo, il prezzemolo, l'origano e il pepe fino a tritarli accuratamente.

2. Trasferire la miscela di noci in un piatto e arrotolare il formaggio di capra nella miscela di noci, premendo in modo che il formaggio sia completamente ricoperto.

3. Coprire il formaggio con un involucro di plastica e metterlo in frigorifero per almeno 1 ora.

4. Togliere dal frigorifero e affettare per servire.

CONSIGLIO: La merenda può essere preparata un giorno prima; i sapori si esaltano solo con il tempo.

NUTRIZIONE: PER SERVIRE calorie: 311 grassi: 28,2g proteine: 12,5g carboidrati netti: 1,9g

Bastoncini di formaggio avvolti nella pancetta

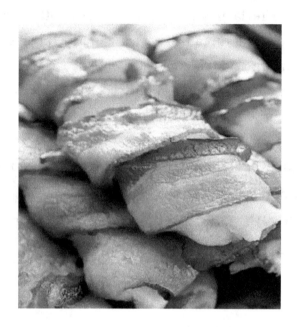

Tempo di preparazione: 10 minuti

Tempo di cottura: 10 minuti

Al servizio: 4

INGREDIENTI:

- 4 Mozzarella a pezzetti, tagliata a metà
- 8 strisce di pancetta
- DALL'ARMADIO:
- Olio d'oliva, se necessario
- ATTREZZATURE SPECIALI:

- 8 stuzzicadenti, inzuppati per almeno 30 minuti

DIREZIONE:

1. Riscaldare 2 pollici di olio d'oliva per 3 o 4 minuti in una grande padella a fuoco medio-alto.
2. Nel frattempo, avvolgete una striscia di pancetta attorno ad ogni pezzo di formaggio, fissandola con uno stuzzicadenti.
3. Con le pinze, mettete con cura nella padella i bastoncini di formaggio avvolti nella pancetta. Cuocerli per circa 2 minuti per lato fino a quando non diventano croccanti, capovolgendoli di tanto in tanto.
4. Trasferire su una piastra rivestita con tovaglioli di carta per scaricare il grasso in eccesso. Raffreddare per circa 5 minuti prima di servire.

CONSIGLIO: La temperatura dell'olio d'oliva deve essere di circa 180° C, per evitare che la mozzarella si sciolga.

NUTRIZIONE: PER SERVIZIO calorie: 275 grassi: 14,9g proteine: 32,2g carboidrati netti: 3,1g

Involtini di salmone affumicato con rucola

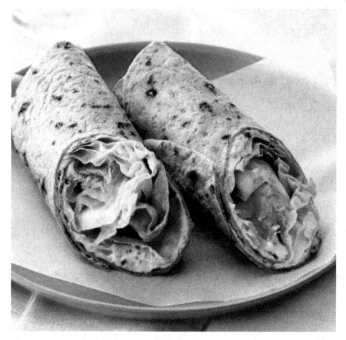

Tempo di preparazione: 15 minuti

Tempo di cottura: 0 minuti

Al servizio: 4

INGREDIENTI:

- 12 fette (½ libbra / 227 g) di salmone affumicato
- ¾ tazza di rucola
- ¼ di tazza di yogurt greco puro
- ½ tazza di formaggio cremoso
- 2 cucchiaini di aneto fresco, tritato

- DALL'ARMADIO:
- Olio d'oliva, per guarnire

DIREZIONE:

1. Unire lo yogurt, la crema di formaggio e l'aneto in una piccola ciotola. Mescolare bene fino a quando non è liscio.

2. Fai gli arrotolamenti: Dividere uniformemente il composto su ogni fetta di salmone, spargendolo dappertutto. Disponete un po' di rucola ad un'estremità di ogni fetta di salmone e arrotolatela.

3. Dividere gli arrotolati in quattro piatti da portata. Spruzzate un filo d'olio d'oliva sopra per guarnire e servite.

CONSIGLIO: È possibile fissare ogni roll-up con uno stuzzicadenti per evitare che si srotoli durante la cottura.

NUTRIZIONE: PER SERVIZIO calorie: 244 grassi: 20.4g proteine: 13g carboidrati netti: 2.1g fibre: 0g sodio: 539mg

Foglie di cavolo riccio alla griglia

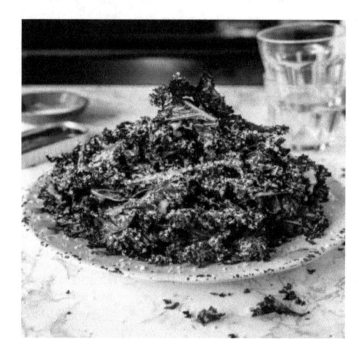

Tempo di preparazione: 10 minuti

Tempo di cottura: 5 minuti

Al servizio: 4

INGREDIENTE:

- ½ cucchiaino d'aglio in polvere
- 2 cucchiaini di succo di limone appena spremuto
- 7 tazze di grosse foglie di cavolo, accuratamente lavate e tamponate a secco
- DALL'ARMADIO:

- ½ tazza di olio d'oliva, più altro per l'ingrassaggio delle griglie
- Sale marino, a piacere
- Pepe nero appena macinato, a piacere

DIREZIONE:

1. Preriscaldare la griglia a calore medio-alto e ungere leggermente le griglie con l'olio d'oliva.

2. Fai la medicazione: Unire la polvere d'aglio, il succo di limone e l'olio d'oliva in una ciotola e frullare fino a quando il composto non si sarà addensato.

3. Mettete le foglie di cavolo nella ciotola e massaggiate il condimento nelle foglie con le mani. Cospargere leggermente con sale e pepe.

4. Grigliare le foglie di cavolo riccio sulla griglia preriscaldata per circa 2 minuti. Capovolgere le foglie e grigliare ancora per 1 minuto fino a quando non diventano croccanti.

5. Togliere dal fuoco su un piatto e servire caldo.

CONSIGLIO: Potete usare alcune spezie ed erbe aromatiche a vostra scelta per un gusto unico, oltre all'aglio in polvere.

NUTRIZIONE: PER SERVIZIO calorie: 291fat: 28.3g proteine: 3.2g carboidrati netti: 5.9g fibre: 3g sodio: 38mg

Crema di spinaci al cocco

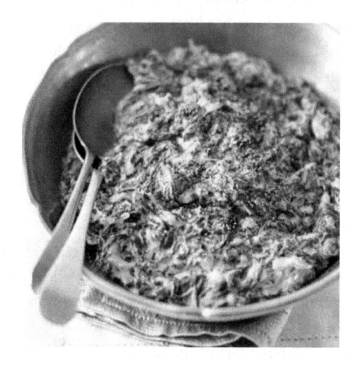

Tempo di preparazione: 10 minuti

Tempo di cottura: 20 minuti

Al servizio: 4

INGREDIENTE:

- ¼ di tazza di crema al cocco
- 4 tazze di spinaci tagliati grossolanamente, lavati a fondo
- ¼ di cipolla, tagliata sottile
- ½ tazza di brodo vegetale
- 1/8 cucchiaino di noce moscata macinata

- DALL'ARMADIO:
- 1 cucchiaio di burro
- Pizzica il sale marino
- Pizzica il pepe nero appena macinato

DIREZIONE:

1. Sciogliere il burro in una padella a fuoco medio. Buttare le cipolle e friggere per 2 minuti fino a quando non saranno traslucide.

2. Aggiungere la crema di cocco, il brodo vegetale, gli spinaci, la noce moscata, il sale e il pepe. Cuocere per circa 15 minuti, mescolando di tanto in tanto, o fino a quando la salsa non si addensa e gli spinaci sono teneri.

3. Trasferire la crema di spinaci al cocco in ciotole da portata e servire caldi.

CONSIGLIO: L'olio di cocco può essere sostituito con il burro in questa ricetta.

NUTRIZIONE: calorie: 87 grassi: 8.3g proteine: 1g carboidrati netti: 2.1g fibre: 1g sodio: 60mg

Semplice Queso Dip

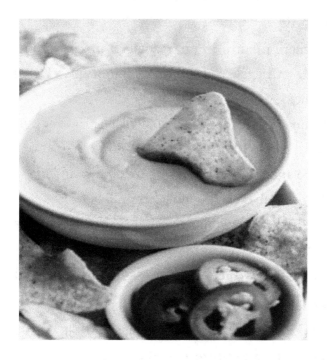

Tempo di preparazione: 5 minuti

Tempo di cottura: 10 minuti

Al servizio: 6

INGREDIENTI:

- 1 cucchiaino d'aglio tritato
- ½ tazza di latte di cocco
- ½ peperone jalapeño, seminato e tagliato a dadini
- 2 once (57 g) di formaggio di capra, tritato
- 6 once (170 g) di formaggio Cheddar tagliente, tritato

DIREZIONE:

1. Aggiungere l'aglio in una casseruola a fuoco medio, quindi versare lentamente il latte di cocco e il pepe jalapeño. Lasciar bollire il liquido per circa 3 minuti.

2. Aggiungere il formaggio di capra e continuare a sbattere fino a quando il composto non sarà completamente combinato e liscio.

3. Aggiungere il formaggio Cheddar, sbattendo continuamente, o fino a quando il composto non si addensa e gorgoglia, circa 1 o 2 minuti.

4. Togliere dal fuoco in una ciotola da portata e servire caldo.

CONSIGLIO: Per aggiungere più sapori a questa salsa, guarnitela con un pizzico di cayenna.

NUTRIZIONE: PER SERVIZIO calorie: 218 grassi: 18,9g proteine: 10g carboidrati netti: 2,1g fibre: 0g

Keto Zucchini Hash

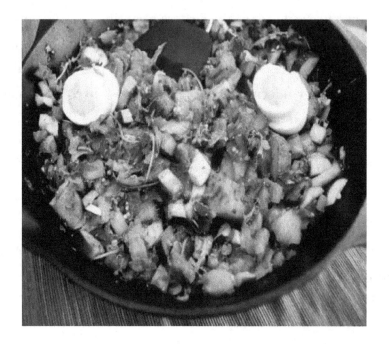

Tempo di preparazione: 10 minuti

Tempo di cottura: 20 minuti

Al servizio: 1

INGREDIENTI:

- 1 zucchina media, tagliata a dadini
- 2 fette di pancetta
- ½ cipolla piccola, tritata
- 1 uovo
- 1 cucchiaio di prezzemolo tritato, per guarnire
- DALL'ARMADIO:

- 1 cucchiaio di olio d'oliva
- ¼ di cucchiaino di sale

DIREZIONE:

1. In una padella a fuoco medio, aggiungere le fette di pancetta. Cuocere per circa 5 minuti, girando di tanto in tanto, o fino a quando la croccantezza desiderata. Trasferire in una ciotola e mettere da parte.

2. Riscaldare l'olio d'oliva e far soffriggere la cipolla per 3 minuti, mescolando di tanto in tanto, o fino a quando la cipolla è traslucida.

3. Buttare la zucchina e farla rosolare per 1 minuto fino a quando la zucchina non sarà perfettamente tenera. Cospargere il sale per condire, poi trasferirlo in un piatto e metterlo da parte.

4. Separare l'uovo nella padella e cuocere per circa 1 o 2 minuti fino a quando non si sarà completamente rappreso, capovolgendolo una volta.

5. Spalmate le fette di pancetta e l'uovo fritto sulle zucchine. Cospargere il prezzemolo sopra per guarnire e servire.

CONSIGLIO: Potete provare le vostre verdure preferite, come il cavolfiore, il cavolo e i cavolini di Bruxelles.

NUTRIZIONE: PER SERVIZIO calorie: 415 grassi: 35,6g proteine: 17,4g carboidrati netti: 6,5g

Insalata Caprese alla pancetta

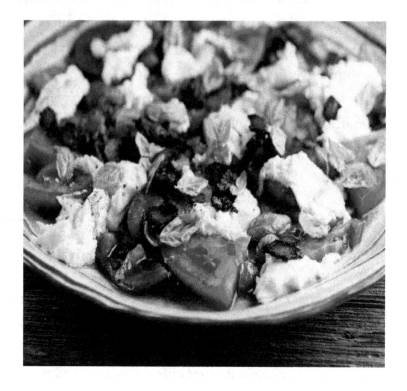

Tempo di preparazione: 10 minuti

Tempo di cottura: 10 minuti

Servizio: 2

INGREDIENTI:

- 1 pomodoro grande, a fette
- 4 foglie di basilico
- 8 Fette di mozzarella
- 3 once (85 g) di pancetta, tritata

- DALL'ARMADIO:
- 2 cucchiaini di olio d'oliva
- Sale marino, a piacere
- 1 cucchiaino di aceto balsamico

DIREZIONE:

1. In una casseruola a fuoco medio, aggiungere il trito di pancetta. Cuocere per circa 5 minuti fino a quando non diventa croccante, mescolando di tanto in tanto.

2. Togliere dal fuoco su un piatto e metterlo da parte.

3. Prepara l'insalata: Mettere uniformemente le fette di pomodoro su due piatti da portata. Ricoprite con le fette di mozzarella e cospargete con foglie di basilico, seguite dalle fette di pancetta.

4. Spruzzare l'olio d'oliva e l'aceto balsamico sull'insalata. Condite leggermente con sale marino prima di servire.

CONSIGLIO: Conservare in un contenitore ermetico in frigorifero per 4-5 giorni.

NUTRIZIONE: PER SERVIRE calorie: 326 grassi: 26,3g proteine: 21g carboidrati netti: 1,4g

Capesante rosolate al burro di limone

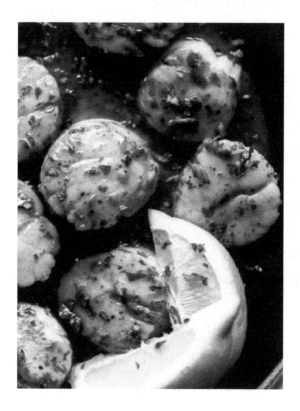

Tempo di preparazione: 5 minuti

Tempo di cottura: 10 minuti

Al servizio: 4

INGREDIENTI:

- 8 capesante
- 1 cucchiaino di succo di limone
- 2 spicchi d'aglio
- 2 cucchiai di prezzemolo fresco tritato

- DALL'ARMADIO:
- 1 cucchiaio di olio d'oliva
- 120 grammi di burro, a temperatura ambiente
- 1 cucchiaino di sale marino
- ¼ di cucchiaino di pepe nero macinato

DIREZIONE:

1. In una ciotola, unire il burro, gli spicchi d'aglio, il prezzemolo, il succo di limone, il sale e il pepe. Mescolare bene e mettere da parte.

2. Preriscaldare il forno a 450°F (235°C).

3. Riscaldare l'olio d'oliva in una padella a fuoco medio fino a quando non è caldo, quindi scottarlo per circa 30 secondi. Con una pinza, capovolgere le capesante e continuare la cottura per 30 secondi fino a farle rosolare leggermente da entrambi i lati.

4. Togliere dal fuoco a quattro piatti da portata. Aggiungere un generoso filo di burro.

5. Cuocere in forno preriscaldato per circa 5 minuti, o fino a quando il burro comincia a bolle e a schiumare.

6. Togliere dal forno e servire caldo.

CONSIGLIO: assicurarsi di asciugare le capesante con carta assorbente prima di infornare.

NUTRIZIONE: PER SERVIZIO calorie: 271 grassi: 25,3g proteine: 7,9g carboidrati netti: 3,1g fibra: 0g

Funghi ripieni di Portobello

Tempo di preparazione: 10 minuti

Tempo di cottura: 20 minuti

Servizio: 2

INGREDIENTI:

- 4 funghi portobello, steli rimossi
- 1 tazza di formaggio erborinato, sbriciolato
- 2 tazze di lattuga
- DALL'ARMADIO:
- 2 cucchiai di olio d'oliva

DIREZIONE:

1. Preriscaldare il forno a 180°C (350°F). Foderare una teglia da forno con carta pergamena e mettere da parte.

2. In una ciotola, gettare la lattuga nell'olio d'oliva. Mettere da parte.

3. Con un cucchiaio, riempire ogni cappello di funghi con una quantità considerevole di formaggio erborinato sbriciolato.

4. Disporre i funghi ripieni sulla teglia da forno. Cuocere in forno preriscaldato per circa 20 minuti, o fino a quando il formaggio non si è sciolto.

5. Togliere dal fuoco e lasciare raffreddare per 5 minuti. Servire i funghi con la lattuga a lato.

CONSIGLIO: Per il ripieno di funghi si può usare qualsiasi verdura a basso contenuto di carboidrati e si può cospargere la mozzarella.

NUTRIZIONE: calorie: 341 grassi: 29,3 proteine: 14,2g carboidrati netti: 5,3g

Broccoli e cavolfiore in casseruola

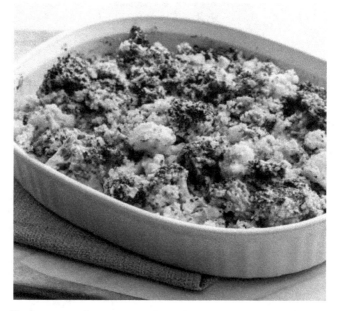

Tempo di preparazione: 15 minuti

Tempo di cottura: 6 ore

Al servizio: 6

INGREDIENTI:

- Broccoli da 1 libbra, tagliati in cimette
- Cavolfiore da 1 libbra, tagliato in cimette
- 2 tazze di latte di cocco
- ¼ di tazza di farina di mandorle
- 1½ tazze e mezza di formaggio gouda a pezzetti, diviso
- DALL'ARMADIO:

- 1 cucchiaio di olio extravergine di oliva
- Pizzica il pepe nero appena macinato

DIREZIONE:

1. Ungere il fondo dell'inserto di cottura lenta con 1 cucchiaio di olio d'oliva.

2. Mettere il cavolfiore e i broccoli nella pentola lenta. Mettere da parte.

3. Unire in una ciotola il latte di cocco, la farina di mandorle, 1 tazza di formaggio gouda e il pepe, sbattendo fino ad ottenere un composto.

4. Versare il composto sul cavolfiore e sui broccoli, quindi cospargere il formaggio rimasto.

5. Cuocere coperto su LOW per circa 6 ore fino a quando le verdure sono tenere.

6. Lasciate raffreddare per circa 8 minuti, poi servite.

CONSIGLIO: La farina di cocco può essere sostituita dalla farina di mandorle, basta usare 1 cucchiaio di farina di cocco nella ricetta.

NUTRIZIONE: calorie: 376 grassi: 32,3g proteine: 16,1g carboidrati netti: 6,1g fibre: 6g colesterolo: 32mg

Facile ortaggio estivo di verdure

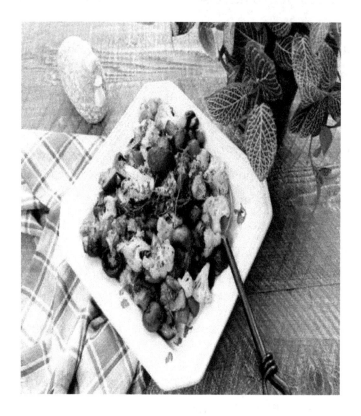

Tempo di preparazione: 15 minuti

Tempo di cottura: 6 ore

Al servizio: 6

INGREDIENTI:

- 2 zucchine, tagliate a dadini in pezzi da 1 pollice

- 2 tazze di cavolfiore a fiori di cavolfiore

- 1 tazza di funghi a bottone, dimezzata

- 1 cucchiaino di timo essiccato
- 1 peperone giallo, tagliato a strisce
- DALL'ARMADIO:
- ½ tazza di olio extravergine di oliva
- ¼ di tazza di aceto balsamico
- ¼ di cucchiaino di sale

DIREZIONE:

1. Mescolare insieme l'olio d'oliva, l'aceto, il sale e il timo in una ciotola capiente fino a quando non sono ben amalgamati.

2. Ripiegare le zucchine, il cavolfiore, i funghi e le strisce di peperone, quindi mescolare fino a ricoprire bene le verdure.

3. Mettere le verdure nella pentola lenta e cuocere coperte su LOW per circa 6 ore, o fino a quando le verdure sono tenere.

4. Lasciate riposare per 5 minuti e servite caldo su un piatto.

CONSIGLIO: L'aceto balsamico può essere sostituito con gli aceti a basso contenuto di carboidrati, come l'aceto di sidro di mele o l'aceto di vino rosso.

NUTRIZIONE: calorie: 186 | grassi: 18,3g | proteine: 1,2g | carboidrati netti: 4,1g | fibre: 1g | colesterolo: 0mg

Pizza ai funghi Margherita

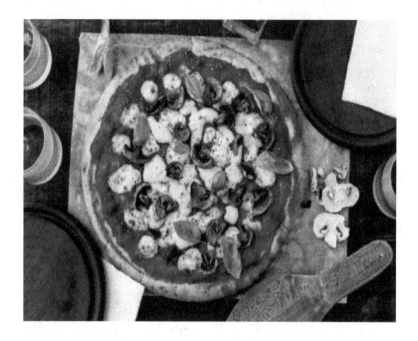

Tempo di preparazione: 15 minuti

Tempo di cottura: 15 minuti

Al servizio: 6

INGREDIENTE:

- 6 funghi portobello grandi, gambi rimossi
- 1 cucchiaino d'aglio tritato
- 1 tazza di salsa di pomodoro senza zucchero
- 2 tazze di mozzarella, tritata
- 2 cucchiai di basilico fresco tritato, per guarnire
- DALL'ARMADIO:

- ½ tazza di olio extravergine di oliva

DIREZIONE:

1. Preriscaldare il forno a 180°F (180°C) e rivestire una teglia con un foglio di alluminio. Mettere da parte.

2. Unire i funghi, l'aglio e l'olio d'oliva in una ciotola media. Lanciare bene fino a quando i funghi sono completamente rivestiti.

3. Disporre i funghi (con la branchia rivolta verso il basso) sulla teglia da forno. Arrostite in forno preriscaldato per circa 12 minuti, girando una volta, o fino a quando i funghi sono sodi ma teneri.

4. Togliere dal forno e versare la salsa di pomodoro sui tappi dei funghi. Cospargere sopra la mozzarella.

5. Rimettere la teglia in forno e arrostire ancora per 1 o 2 minuti, o fino a quando il formaggio non si scioglie.

6. Togliere dal forno e guarnire con il basilico tritato.

CONSIGLIO: Per aggiungere una buona dose di grasso e sapore, si può cospargere il trito di salsiccia italiana o prosciutto crudo sopra i funghi diversi dalla mozzarella.

NUTRIZIONE: calorie: 317 grassi: 25,3g proteine: 16,2g carboidrati netti: 6,1g fibre: 3g

MINESTRE E STUFATI

Broccoli stufato di pollo

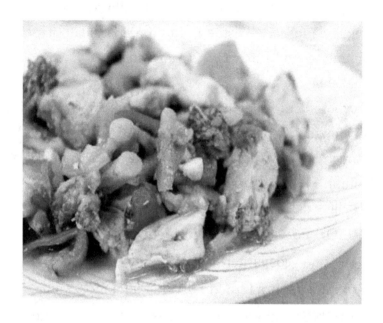

Tempo di preparazione: 5 minuti

Tempo di cottura: 10 minuti

Porzioni: 5

INGREDIENTI

- 1 tazza di cavolfiore tritato
- 1 cipolla, tritata finemente
- 1 pomodoro, tritato

- 1 pollo intero, tagliato a pezzettini
- 10 oz. di broccoli, tritati
- 3 cucchiai di olio d'oliva
- 4 tazze di brodo di pollo
- 2 cucchiai di sale
- 1 cucchiaio di pepe di cayenna
- ½ cucchiaino di pepe nero

DIREZIONE:

1. Condite il pollo con sale e mettetelo da parte.
2. Premere Sauté e aggiungere olio all'IP.
3. Aggiungi la cipolla. Soffriggere per 3 o 4 minuti.
4. Aggiungere il pomodoro e far soffriggere per altri 5 minuti.
5. Aggiungere gli altri ingredienti; mescolare delicatamente per amalgamare bene.
6. Coprire con il coperchio e premere Manuale. Cuocere in alto per 30 minuti.
7. Quando è cotto, fare NPR.
8. Aprire il coperchio e servire.

NUTRIZIONE: Calorie: 523 Grassi: 17 g Carboidrati: 9 g Proteine: 53 g

Zuppa di pollo al Cheddar

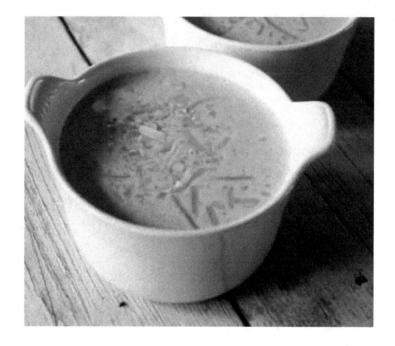

Tempo di preparazione: 5 minuti

Tempo di cottura: 15 minuti

Al servizio: 4

INGREDIENTI

- ¼ di tazza di cipolla gialla tritata
- 1, spicchio d'aglio tritato
- ¼ di tazza di salsa piccante a basso contenuto di carboidrati
- 2 (6-oz. ciascuno) cosce di pollo disossate e senza pelle
- ½ tazza di sedano tritato
- 2 cucchiai di burro

- 3 tazze di brodo di pollo
- 2 tazze di formaggio cheddar a pezzetti
- 1 tazza di crema pesante

DIREZIONE

1. Ad eccezione del formaggio e della panna, aggiungere il resto degli ingredienti in una pentola istantanea (IP) e mescolare delicatamente per mescolare.
2. Chiudere e premere Manuale. Cuocere in alto per 15 minuti.
3. Una volta cotta, fare un rilascio naturale della pressione (NPR).
4. Aprire il coperchio, togliere la carne cotta e triturarla.
5. Rimettere la carne tritata nella pentola.
6. Mescolare la panna e il formaggio. Mescolare per mescolare bene.
7. Buon divertimento.

NUTRIZIONE: Calorie: 513 Grassi: 31 g Carboidrati: 4 g Proteine: 39 g

Classico stufato di pomodoro e pollo

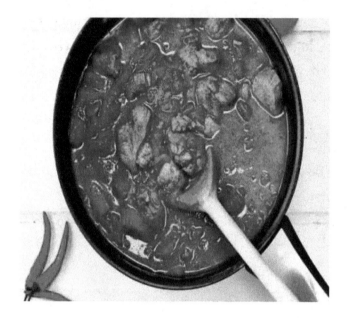

Tempo di preparazione: 5 minuti

Tempo di cottura: 20 minuti

Porzioni: Da 5 a 6

INGREDIENTI

- 1 tazza di cipolla gialla tritata
- 1 tazza di pepe rosso tritato
- 3 libbre, tagliate a pezzi, senza ossa, cosce di pollo senza pelle
- 2 tazze, pomodoro tritato
- 2 cucchiai di olio d'oliva
- 2 cucchiai di salvia

- 2 cucchiai di timo
- pepe nero e sale a piacere

DIREZIONE:

1. Premere Sauté e aggiungere olio all'IP.
2. Aggiungere le cipolle e soffriggere per 5 minuti.
3. Aggiungere gli altri ingredienti e mescolare.
4. Premere Carne/Stufato e cuocere in alto per 20 minuti.
5. Fare NPR e aprire il coperchio.
6. Togliere la carne e triturarla.
7. Rimettere la carne tritata nella pentola e mescolare bene.
8. Servire.

NUTRIZIONE: Calorie: 263 Grassi: 11 g Carboidrati: 7 g Proteine: 38 g

Zuppa di pollo al cocco

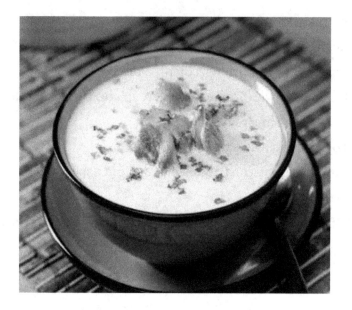

Tempo di preparazione: 5 minuti

Tempo di cottura: 18 minuti

Al servizio: 4

INGREDIENTI

- 4 spicchi, aglio tritato
- 1 libbra, pelle su petti di pollo
- 4 tazze d'acqua
- 2 cucchiai di olio d'oliva
- 1, cipolla a dadini
- 1 tazza di latte di cocco
- pepe nero e sale a piacere

- 2 cucchiai di olio di sesamo

DIREZIONE

1. Premere Sauté sul vostro IP, aggiungere olio e riscaldare.
2. Aggiungere le cipolle e l'aglio e soffriggere fino a quando non saranno traslucide e ammorbidite.
3. Mescolare i petti di pollo e soffriggere per 2 minuti.
4. Versare latte di cocco e acqua. Stagione a piacere.
5. Chiudere il coperchio e premere Manuale. Cuocere 15 minuti su High.
6. Fare NPR a cottura ultimata.
7. Aprire il coperchio e spruzzare con olio di sesamo.
8. Servire.

NUTRIZIONE: Calorie: 328 Grassi: 31 g Carboidrati: 6 g Proteine: 21 g

Cavolfiore Stufato di tacchino

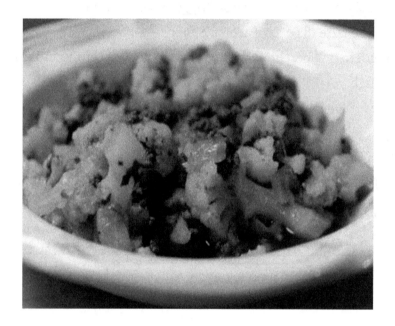

Tempo di preparazione: 5 minuti

Tempo di cottura: 30 minuti

Porzioni: 6

INGREDIENTI

- Cavolfiore tritato da 16 oz.

- 2, cipolle bianche tritate

- 1½ libbra e mezzo di tacchino finemente macinato

- 20 oz. di brodo di pollo

- 2 cucchiai di erbe italiane

- 2 cucchiai di paprika
- 2 cucchiai di olio

DIREZIONE:

1. Aggiungere tutti gli ingredienti alla IP e mescolare bene.
2. Chiudere il coperchio e premere Stew. Cuocere 30 minuti su High.
3. Fate la NPR quando avete finito.
4. Aprire il coperchio e servire.

NUTRIZIONE: Calorie: 236 Grassi: 16 g Carboidrati: 6 g Proteine: 34 g

Zuppa di pancetta di pollo

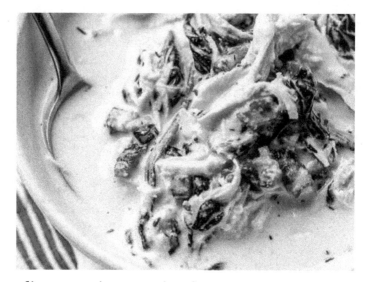

Tempo di preparazione: 5 minuti

Tempo di cottura: 40 minuti

Porzioni: 6

INGREDIENTI

- 6, cosce di pollo a cubetti senza osso e senza pelle
- ½ tazza di sedano tritato
- 4 spicchi d'aglio tritato
- 6 oz., funghi a fette
- ½ tazza di cipolla tritata
- 8 oz. di formaggio cremoso ammorbidito
- ¼ di tazza di burro ammorbidito
- 1 cucchiaino di timo essiccato
- sale e pepe nero a piacere

- 2 tazze di spinaci tritati
- 8 oz., fette di pancetta cotta tritata
- 3 tazze di brodo di pollo
- 1 tazza di crema pesante

DIREZIONE:

1. Aggiungere tutti gli ingredienti, tranne la panna, gli spinaci e la pancetta, e mescolare bene.
2. Coprire e premere Soup. Cuocere in alto per 30 minuti.
3. Fare NPR e aprire il coperchio.
4. Mescolare con panna e spinaci.
5. Servire in ciotole condite con pancetta.

NUTRIZIONE: Calorie: 456 Grassi: 38 g Carboidrati: 6 g Proteine: 23 g

Zoodle Soup

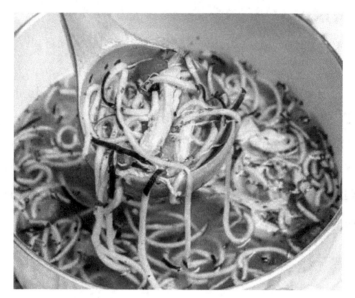

Tempo di preparazione: 10 minuti

Tempo di cottura: 25 minuti

Dosi: 2

INGREDIENTI

- 2 tazze di brodo di pollo
- ½ cucchiaino di sale
- ½ cucchiaino di fiocchi di peperoncino
- 1 cucchiaino di origano essiccato
- 1 cucchiaino di burro
- 8 oz di filetti di pollo
- 1 zucchina, spiralizzata

DIREZIONE:

1. Sciogliere il burro in modalità salata.
2. Poi aggiungere i filetti di pollo.
3. Cospargerli con fiocchi di peperoncino, origano essiccato e sale.
4. Cuocere il pollo per 3 minuti.
5. Poi aggiungere il brodo di pollo e chiudere il coperchio.
6. Cuocere la zuppa in modalità manuale (alta pressione) per 10 minuti.
7. Al termine del tempo, effettuare un rapido rilascio della pressione e aprire il coperchio.
8. Aggiungere le zucchine a spirale e mescolare la zuppa. Lasciare riposare per 10 minuti.

NUTRIZIONE: Calorie: 170 Grassi: 4,1 Carboidrati: 4,7 Proteine: 29,1

Zuppa di pollo alla calce del Cile messicano

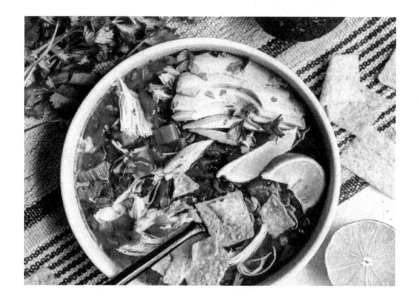

Tempo di preparazione: 5 minuti

Tempo di cottura: 20 minuti

Porzioni: 5

INGREDIENTI

- 2 cucchiai di olio d'oliva
- 1 libbra tagliata a pezzettini senza ossa e senza pelle di cosce di pollo
- 1/2, cipolla gialla media a dadini
- 4, spicchi d'aglio tritati

- 2, peperoni jalapeño tritati
- 1/2 tazza di pomodoro fresco tagliato a dadini
- 5 tazze di brodo di pollo
- succo di 2 lime
- 2 cucchiai di sale marino finemente macinato
- 1 cucchiaino di polvere di peperoncino
- 1/2 cucchiaino di aglio in polvere
- 1/4 cucchiaino di pepe nero macinato
- 1 mezzo, avocado tritato
- 1/3 di tazza di formaggio Jack al pepe tritato
- 2 cucchiai di coriandolo fresco tritato

DIREZIONE:

1. Premete il Sauté e aggiungete olio d'oliva alla IP.
2. Aggiungere il pollo all'olio caldo e far soffriggere 3 minuti per lato.
3. Aggiungere alla pentola i jalapeños, l'aglio e le cipolle.
4. Saltare in padella fino a quando le verdure non cominciano ad ammorbidirsi.
5. Aggiungere il brodo di pollo, i pomodori a dadini, il succo di lime, il sale marino, il peperoncino in polvere, l'aglio in polvere e il pepe nero. Mescolare per unire.
6. Coprire e cuocere su High per 20 minuti.
7. Rilasciare la pressione in modo naturale.
8. Mestolo in ciotole da portata.
9. Ricoprire ogni porzione con coriandolo tritato, avocado e formaggio Jack al pepe.
10. Servire.

NUTRIZIONE: Calorie: 285 Grassi: 16 g Carboidrati: 3 g Proteine: 25 g

Zuppa di pollo di bufalo

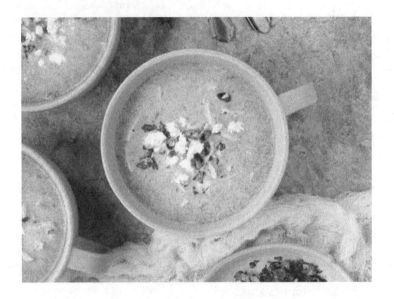

Tempo di preparazione 5 minuti

Tempo di cottura: 15 minuti

Porzioni: 6

INGREDIENTI

- ½ tazza a dadini di cipolla gialla
- 1 libbra di cosce di pollo disossate, tritate (cotte)
- 4 tazze di brodo di pollo
- 1 cucchiaio di olio d'oliva
- 6 once di formaggio cremoso, tritato
- 3 cucchiai di salsa piccante
- ½ tazza di panna pesante

DIREZIONE:

1. Accendere l'Instant Pot sull'impostazione Sauté e lasciarlo riscaldare.

2. Aggiungere l'olio, poi mescolare la cipolla e far cuocere per 3 o 4 minuti.

3. Mescolare il pollo, il brodo di pollo e la salsa piccante.

4. Chiudere e bloccare il coperchio, quindi premere il pulsante Soup e regolare il timer a 5 minuti.

5. Quando il timer si spegne, lasciare sfogare la pressione per 5 minuti, poi fare uno sfiato rapido premendo il pulsante Cancel e commutare la valvola del vapore su "sfiato".

6. Quando la pentola si è depressurizzata, aprire il coperchio.

7. Mettere una tazza di zuppa in un frullatore e aggiungere la crema di formaggio.

8. Frullare liscio, quindi rimescolare il composto nella pentola con la panna pesante.

9. Mescolare fino a lisciatura, poi servire caldo.

NUTRIZIONE: Calorie: 345 Grassi: 28g Proteine: 19g Carboidrati: 2,5g

Zuppa di Ruben

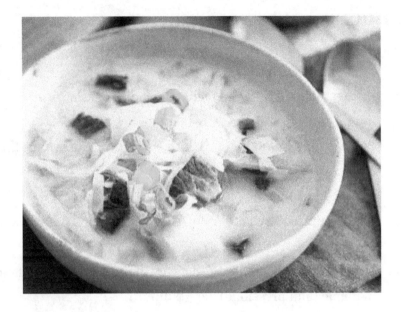

Tempo di preparazione: 10 minuti

Tempo di cottura: 35 minuti

Porzioni: 6

INGREDIENTI

- 6 tazze di brodo di pollo
- ½ cipolla bianca, tagliata a dadini
- 1 cucchiaino di aglio, tagliato a dadini
- 1 cucchiaino ghee
- 1 chilo e mezzo di carne in scatola di manzo sotto sale, tritata
- 2 tazze di crauti
- ½ cucchiaino di semi di finocchio

- ½ cucchiaino di timo essiccato
- ½ cucchiaino di semi di senape
- ¼ di tazza di panna pesante
- ½ tazza di formaggio Cheddar

DIREZIONE:

1. Mettere il ghee nella pentola istantanea e scioglierlo in modalità saltatoio.
2. Poi aggiungere la cipolla tagliata a dadini e farla rosolare per 3-4 minuti.
3. Poi aggiungere aglio a dadini, semi di finocchio, timo essiccato e semi di senape.
4. Aggiungere la panna pesante e mescolare.
5. Aggiungere poi carne di manzo sotto sale, crauti e brodo di pollo.
6. Chiudere il coperchio e cuocere la zuppa in modalità manuale (alta pressione) per 30 minuti.
7. Quindi effettuare un rapido rilascio della pressione e aprire il coperchio.
8. Aggiungere il formaggio cheddar e mescolare fino a quando il formaggio non è fuso.
9. Mettere la zuppa calda nel piatto da portata.

NUTRIZIONE: Calorie: 320 Grassi: 22,8 Fibre: 1,7 Carboidrati: 4,5 Proteine: 23,2

Zuppa di pollo e gnocchi

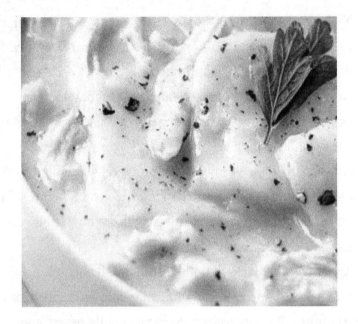

Tempo di preparazione: 10 minuti

Tempo di cottura: 25 minuti

Porzioni: 4

INGREDIENTI

- 4 tazze di brodo di pollo
- 4 ali di pollo
- ½ cipolla, tagliata a dadini
- 1 cucchiaio di aneto essiccato
- ½ cucchiaino di sale
- ¼ di tazza di farina di cocco

- 2 cucchiai d'acqua
- 1 cucchiaino

DIREZIONE:

1. Nella ciotola combinare insieme acqua e farina di cocco. Impastare la pasta non appiccicosa. Aggiungere altra farina di cocco se l'impasto è appiccicoso.
2. Quindi ricavate il tronco dalla pasta e tagliatelo a pezzi.
3. Dopo di che, mettere il ghee nella pentola istantanea e preriscaldarlo in modalità sauté.
4. Quando il ghee è sciolto, aggiungere la cipolla tagliata a dadini e farla cuocere fino a quando non sarà ben rosolata.
5. Dopo di che, aggiungere le ali di pollo, le ali di pollo essiccate e il sale.
6. Aggiungere il brodo di pollo e chiudere il coperchio.
7. Cuocere la zuppa in modalità manuale (alta pressione) per 10 minuti. Poi fare un rapido rilascio della pressione.
8. Aprire il coperchio e aggiungere i pezzi di pasta preparati (gnocchi). Far soffriggere la zuppa per altri 5 minuti.

NUTRIZIONE: Calorie: 179 Grassi: 9,5 Fibre: 3,5 Carboidrati: 10,8 Proteine: 11,9

Stufato di pomodori e olive alle erbe

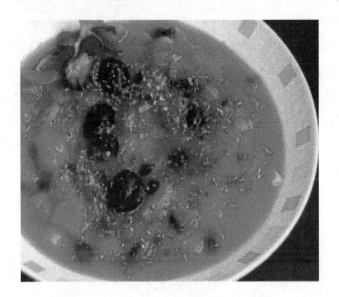

Tempo di preparazione: 5 minuti

Tempo di cottura: 20 minuti

Porzioni: 4

INGREDIENTI

- 1 libbra di pomodori a cubetti
- 1 tazza di brodo di pollo
- 1 tazza di oliva Kalamata snocciolata
- Un pizzico di sale e pepe nero
- 1 cucchiaio di olio d'oliva
- 1 cucchiaino di timo essiccato

- 1 cucchiaio di origano tritato

DIREZIONE

1. Premere 'Sauté' sulla pentola istantanea e aggiungere l'olio. Quando sarà caldo, versare i pomodori a cuocere per 2 minuti.

2. Mescolare le olive, il timo, il brodo di pollo, il sale e il pepe e chiudere il coperchio per 15 minuti ad alta pressione.

3. Rilasciare rapidamente la pressione, mescolare l'origano, dividere in ciotole e servire.

NUTRIZIONE: Calorie: 96 Grassi: 7,6 Carboidrati: 6,8 Proteine: 1,6

Pollo al peperoncino con zuppa di asparagi

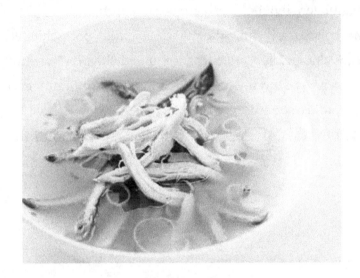

Tempo di preparazione: 7 minuti

Tempo di cottura: 30 minuti

Porzioni: 4

INGREDIENTI

- 5 tazze di brodo di pollo
- ¼ di tazza di prezzemolo tritato
- 1 gambo di asparagi; tagliato e dimezzato
- 2 petti di pollo; senza pelle e senza ossa; a cubetti
- 2 scalogni tritati
- Un pizzico di sale e pepe nero

- 1 cucchiaio di olio di avocado
- 1 cucchiaio di salsa dolce al peperoncino

DIREZIONE:

1. Premere 'Sauté' sulla pentola istantanea, quindi aggiungere l'olio. Quando sarà caldo, mescolare la salsa al peperoncino e gli scalogni per 3 minuti.

2. Aggiungere il pollo a rosolare per 2 minuti.

3. Mescolare gli ingredienti rimanenti, poi chiudere il coperchio per cuocere per 15 minuti ad alta pressione.

4. Rilasciare naturalmente la pressione per 10 minuti, dividere in ciotole e servire.

NUTRIZIONE: Calorie: 108 Grassi: 4,4 Carboidrati: 3,1 Proteine: 1,1

Zenzero Pollo allo zenzero e zuppa di funghi

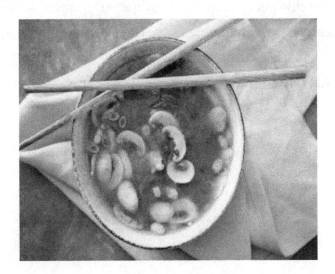

Tempo di preparazione: 5 minuti

Tempo di cottura: 25 minuti

Porzioni: 4

INGREDIENTI

- 1 libbra di petto di pollo; senza pelle e senza ossa; a cubetti
- 1 scalogno tritato
- 1-quartina di pollo
- 1 libbra di funghi a fette
- Un pizzico di sale e pepe nero
- 1 cucchiaio di olio d'oliva
- 2 cucchiai di zenzero tritato

DIREZIONE:

1. Premere 'Sauté' sulla pentola istantanea e aggiungere l'olio. Quando è caldo, mescolare i funghi e lo scalogno per farli soffriggere per 4 minuti.

2. Mescolare gli ingredienti rimanenti, poi chiudere il coperchio per cuocere per 15 minuti ad alta pressione.

3. Rilasciare naturalmente la pressione per 10 minuti, dividere in ciotole e servire.

NUTRIZIONE: Calorie: 203 Grassi: 7,4 Carboidrati: 6,4 Proteine: 28,5

SNACKS

Parmigiano Reggiano a strisce

Tempo di preparazione: 15 minuti

Tempo di cottura: 30 minuti

Porzioni: 12

INGREDIENTI:

- 1 tazza di parmigiano
- 1 cucchiaino di basilico essiccato

DIREZIONI:

1. Riscaldare il forno a 350 Fahrenheit.
2. Formare piccole pile di parmigiano sulla teglia da forno. Appiattire e cospargere di basilico secco sopra il formaggio. Cuocere in forno entro 5-7 minuti. Servire.

NUTRIZIONE: Calorie: 31 Grassi: 2g Proteine: 2g Carboidrati: 6.21g

Burro di arachidi Potenza Granola

Tempo di preparazione: 15 minuti

Tempo di cottura: 40 minuti

Porzioni: 12

INGREDIENTI:

- 1 tazza di cocco tritato
- 1 ½ tazza di mandorle
- 1 ½ tazze di noci pecan
- 1/3 di tazza di edulcorante sterzata
- 1/3 di tazza di proteine del siero di latte in polvere alla vaniglia
- 1/3 tazza di burro di arachidi
- ¼ di tazza di semi di girasole
- ¼ di tazza di burro
- ¼ di tazza d'acqua

DIREZIONI:

1. Riscaldare il forno a 300 Fahrenheit.
2. Lavorare le mandorle e le noci pecan con un robot da cucina. Trasferire e aggiungere i semi di girasole, il cocco tritato, la vaniglia, il dolcificante e le proteine in polvere.
3. Sciogliere il burro di arachidi e il burro nel microonde.
4. Mescolare il burro fuso nella miscela di noci. Mettere nell'acqua per creare una miscela grumosa.

5. Tirate fuori la pastella e mettetela sulla teglia da forno. Cuocere entro 30 minuti. Servire!

NUTRIZIONE: Calorie: 338 Grassi: 30g di carboidrati: 5g Proteine: 9.6g Fibre: 5g

Cracker Graham fatti in casa

Tempo di preparazione: 15 minuti

Tempo di cottura: 1 ora e 10 minuti

Porzioni: 10

INGREDIENTI:

- 1 uovo
- 2 tazze di farina di mandorle
- 1/3 tazza sterzare marrone
- 2 cucchiai di cannella
- 1 cucchiaino di lievito in polvere
- 2 cucchiai di burro fuso
- 1 cucchiaino di estratto di vaniglia
- Sale

DIREZIONI:

1. Riscaldare il forno a 300 Fahrenheit.
2. Impastare la farina di mandorle, la cannella, il dolcificante, il lievito in polvere e il sale.
3. Mettere l'uovo, la melassa, il burro fuso e l'estratto di vaniglia. Mescolare per formare un impasto.
4. Stendere la pasta in modo uniforme. Tagliare la pasta nelle forme.

5. Cuocere in forno entro 20-30 minuti. Raffreddare entro 30 minuti e poi rimettere dentro per altri 30 minuti, 200 Fahrenheit. Servire.

NUTRIZIONE: Calorie: 156 Grassi: 13,35g Carboidrati: 6.21g Proteine: 5.21g Fibre: 2.68g

Keto No-Bake Cookies

Tempo di preparazione: 15 minuti

Tempo di cottura: 2 minuti

Porzioni: 18

INGREDIENTI:

- 2/3 tazza di burro di arachidi naturale
- 1 tazza di cocco, non zuccherato
- 2 cucchiai di burro vero
- 4 gocce di vaniglia lakanto

DIREZIONI:

1. Sciogliere il burro nel microonde. Togliere e mettere il burro di arachidi. Mescolare.
2. Aggiungere il dolcificante e il cocco. Mescolare. Mettere il cucchiaio su un tegame foderato di carta pergamena Congelare per 10 minuti. Tagliare e servire.

NUTRIZIONE: Calorie: 80 Grassi: 0g di carboidrati: 0g Proteine: 0g

Formaggio svizzero Croccante Nachos

Tempo di preparazione: 15 minuti

Tempo di cottura: 20 minuti

Dosi: 2

INGREDIENTI:

- ½ tazza di formaggio svizzero
- ½ tazza di formaggio cheddar
- 1/8 di tazza di pancetta cotta

DIREZIONI:

1. Riscaldare il forno a 300 Fahrenheit.
2. Spalmate il formaggio svizzero sulla pergamena. Cospargerlo di pancetta e ricoprirlo con il formaggio.
3. Cuocere in forno entro 10 minuti. Raffreddare e tagliare a strisce triangolari.
4. Broil entro 2 o 3 minuti. Servire.

NUTRIZIONE: Calorie: 280 Grassi: 21,8g Proteine: 18,6g Carboidrati netti: 2.44g

Mentine sottili fatte in casa

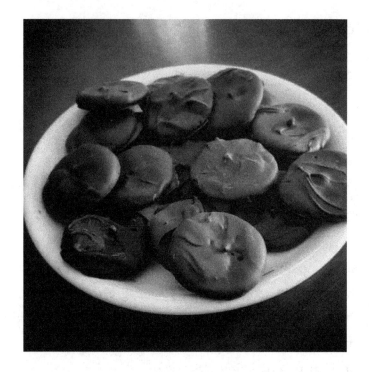

Tempo di preparazione: 15 minuti

Tempo di cottura: 60 minuti

Dosi: 20

INGREDIENTI:

- 1 uovo
- 1 3/4 tazze di farina di mandorle
- 1/3 di tazza di cacao in polvere
- 1/3 di tazza di edulcorante sterzata
- 2 cucchiai di burro fuso

- 1 cucchiaino di lievito in polvere
- ½ cucchiaino di estratto di vaniglia
- ¼ cucchiaino di sale
- 1 cucchiaio di olio di cocco
- 7 oz di cioccolato fondente senza zucchero
- 1 cucchiaino di estratto di menta piperita

DIREZIONI:

1. Riscaldare il forno a 300 Fahrenheit.
2. Mescolare il cacao in polvere, il dolcificante, la farina di mandorle, il sale e il lievito in polvere. Poi mettere l'uovo sbattuto, l'estratto di vaniglia e il burro.
3. Impastare l'impasto e arrotolarlo sulla carta pergamena. Tagliarla in un biscotto. Cuocere i biscotti entro 20-30 minuti.
4. Per il rivestimento, sciogliere l'olio e il cioccolato. Mescolare l'estratto di menta piperita.
5. Immergere il biscotto nel rivestimento, raffreddare e servire.

NUTRIZIONE: Calorie: 116g di grassi: 10,41g di carboidrati: 6.99g Proteine: 8g Colesterolo: 5mg

Tasche per mozzarella

Tempo di preparazione: 15 minuti

Tempo di cottura: 25 minuti

Porzioni: 8

INGREDIENTI:

- 1 uovo
- 8 bastoncini di mozzarella
- 1 ¾ di tazza di mozzarella
- ¾ di tazza di farina di mandorle
- 1 oz. di formaggio cremoso
- ½ tazza di cotenne di maiale schiacciate

DIREZIONI:

1. Grattugiare la mozzarella.
2. Mescolare la farina di mandorle, la mozzarella e la crema di formaggio. Forno a microonde entro 30 secondi.
3. Mettere l'uovo e mescolare per formare un impasto.
4. Mettere l'impasto tra due fogli di cera e arrotolarlo in forma semi-rettangolare.
5. Tagliateli in pezzi rettangolari più piccoli e avvolgeteli intorno ai bastoncini di formaggio.
6. Arrotolare il bastone su cotenne di maiale schiacciate.
7. Cuocere in forno entro 20-25 minuti a 400 gradi Fahrenheit. Servire.

NUTRIZIONE: Calorie: 272 Grassi: 22g Carboidrati netti: 2.4g Proteine: 17g

Biscotti al cocco senza cottura

Tempo di preparazione: 15 minuti

Tempo di cottura: 10 minuti

Porzioni: 8

INGREDIENTI:

- 3 tazze di cocco sminuzzato non zuccherato
- ½ tazza di dolcificante
- 3/8 tazza di olio di cocco
- 3/8 cucchiai di sale
- 2 cucchiai di vaniglia
- Topping: brandelli di cocco

DIREZIONI:

1. Elaborare tutto il fissaggio in un robot da cucina. Formare in forma. Mettere la guarnizione.
2. Rilassatevi e servite.

NUTRIZIONE: Calorie: 329 Carboidrati: 4.1g Proteine: 2.1g Grassi: 30g

Grissini di cavolfiore al formaggio

Tempo di preparazione: 15 minuti

Tempo di cottura: 45 minuti

Porzioni: 8

INGREDIENTI:

- 4 uova
- 4 tazze di cavolfiore riccio
- 2 tazze di mozzarella
- 4 spicchi d'aglio tritato
- 3 cucchiai di origano
- Sale
- Pepe

DIREZIONI:

1. Riscaldare il forno a 425 Fahrenheit.
2. Lavorare il cavolfiore in un robot da cucina. Microonde entro 10 minuti. Raffreddare e scolare; mettere le uova, l'origano, l'aglio, il sale, il pepe e la mozzarella. Mescolare.
3. Separare la miscela in bastoncini individuali. Cuocere in forno entro 25 minuti. Togliere e cospargere la mozzarella. Cuocere di nuovo in forno entro 5 minuti. Servire.

NUTRIZIONE: Calorie: 121 Carboidrati: 4g Proteine: 13g Grassi: 11g

Tazze di burro d'arachidi facili

Tempo di preparazione: 15 minuti

Tempo di cottura: 1 ora e 35 minuti

Porzioni: 12

INGREDIENTI:

- ½ tazza di burro di arachidi
- ¼ di tazza di burro
- 3 oz. di burro di cacao
- 1/3 tazza di edulcorante in polvere di swerve
- ½ cucchiaino di estratto di vaniglia
- 4 oz. di cioccolato fondente senza zucchero

DIREZIONI:

1. Sciogliere il burro di arachidi, il burro e il burro di cacao a fuoco lento.

2. Aggiungere la vaniglia e il dolcificante. Mettere il composto nelle coppe dei muffin. Raffreddare. Mettere il cioccolato in una ciotola e cuocere a vapore.

3. Togliete il muffin e versateci sopra il cioccolato. Raffreddare di nuovo entro 15 minuti. Servire.

NUTRIZIONE: Calorie: 200 Grassi: 19g Carboidrati: 6g Proteine: 2,9g Fibre: 3,6g

Rosmarino fritto di fagiolini

Tempo di preparazione: 10 minuti

Tempo di cottura: 5 minuti

Dosi: 2

INGREDIENTI:

- fagiolini
- 3 cucchiai di aglio tritato
- 2 cucchiai. Rosmarino
- ½ cucchiaino di sale
- 1 cucchiaio di burro

DIREZIONI:

1. Riscaldare una friggitrice ad aria a 390°F.
2. Mettere il trito di fagiolini e spennellarlo con il burro. Cospargere di sale, aglio tritato e rosmarino, quindi cuocere entro 5 minuti. Servire.

NUTRIZIONE: Calorie: 72 Grassi: 6.3g Proteine: 0.7g Carboidrati: 4.5g

Popcorn croccante di Broccoli

Tempo di preparazione: 15 minuti

Tempo di cottura: 10 minuti

Porzioni: 4

INGREDIENTI:

- 2 c. cimette di broccoli
- 2 c. farina di cocco
- 4 tuorli d'uovo
- ½ cucchiaino di sale
- ½ cucchiaino di pepe
- ¼ c. burro

DIREZIONI:

1. Sciogliere il burro e lasciarlo raffreddare. Rompere le uova in esso contenute.
2. Mettere la farina di cocco nel liquido, poi mettere sale e pepe. Mescolare.
3. Riscaldare una friggitrice ad aria a 400°F.
4. Immergere una farinata di broccoli nell'impasto di farina di cocco, poi metterla nella friggitrice Air Fryer.
5. Cuocere le cimette di broccoli 6 minuti. Servire.

NUTRIZIONE: Calorie: 202 Grassi: 17,5g Proteine: 5,1g Carboidrati: 7,8g

Crocchette di cavolfiore al formaggio

Tempo di preparazione: 10 minuti

Tempo di cottura: 16 minuti

Porzioni: 4

INGREDIENTI:

- 2 c. fiori di cavolfiore
- 2 cucchiai di aglio
- ½ c. cipolla
- ¾ cucchiaino di senape
- ½ cucchiaino di sale
- ½ cucchiaino di pepe
- 2 cucchiai di burro
- ¾ c. formaggio cheddar

DIREZIONI:

1. Mettete il burro a microonde. Lasciatelo raffreddare.
2. Lavorare i fiori di cavolfiore utilizzando un processore. Trasferire in una ciotola e poi mettere la cipolla tritata e il formaggio.
3. Mettere aglio tritato, senape, sale e pepe, poi versare il burro fuso. Modellare la pastella di cavolfiore in palline medie.
4. Riscaldare una friggitrice ad aria a 400°F e cuocere entro 14 minuti. Servire.

NUTRIZIONE: Calorie: 160 Grassi: 13g Proteine: 6.8g Carboidrati: 5.1g

DESSERTS

Barrette al limone senza zucchero

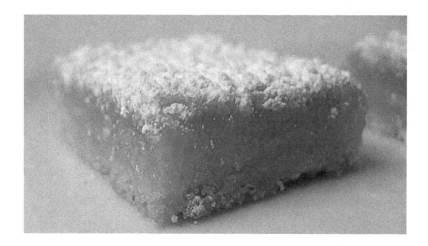

Tempo di preparazione: 15 minuti

Tempo di cottura: 45 minuti

Porzioni: 8

INGREDIENTI:

- ½ tazza di burro, fuso
- 1 ¾ di tazza di farina di mandorle, diviso
- 1 tazza di eritritolo in polvere, diviso
- 3 limoni di medie dimensioni
- 3 uova grandi

DIREZIONI:

1. Preparare la carta pergamenacea e la teglia. Unire il burro, 1 tazza di farina di mandorle, ¼ di tazza di eritritolo e sale. Mescolare bene. Disporre l'impasto sulla teglia, premere un po' e metterlo in forno (preriscaldato a 350°F). Cuocere per circa 20 minuti. Poi mettere da parte per lasciarlo raffreddare.

2. Zestate 1 limone e succo di tutti i limoni in una ciotola. Aggiungere le uova,

3. ¾ tazza di eritritolo, ¾ tazza di farina di mandorle e sale. Mescolare insieme

4. per creare il riempimento. Versatelo sopra la torta e fatelo cuocere per 25 minuti. Tagliare a pezzettini e servire con fette di limone.

NUTRIZIONE: Carboidrati: 4g Grassi: 26g Proteine: 8g Calorie: 272

Cioccolata calda cremosa

Tempo di preparazione: 5 minuti

Tempo di cottura: 5 minuti

Porzioni: 4

INGREDIENTI:

- 6 oz. di cioccolato fondente, tritato
- ½ tazza di latte di mandorla non zuccherato
- ½ tazza di panna pesante
- 1 cucchiaino di eritritolo
- ½ cucchiaino di estratto di vaniglia

DIREZIONI:

1. In una piccola casseruola unire il latte di mandorla, l'eritritolo, la panna e la panna. Scaldare (scegliere il calore medio e cuocere per 1-2 minuti).
2. Aggiungere l'estratto di vaniglia e il cioccolato. Mescolare continuamente fino a quando il cioccolato non si scioglie.
3. Versare nelle tazze e servire.

NUTRIZIONE: Carboidrati: 4g di grassi: 18g di proteine: 2g di calorie: 193

Delizioso gelato al caffè

Tempo di preparazione: 10 minuti

Tempo di cottura: 5 minuti

Porzioni: 1

INGREDIENTI:

- 6 once di crema di cocco, congelata in cubetti di ghiaccio
- 1 avocado maturo, tagliato a dadini e congelato
- ½ tazza di caffè espresso
- 2 cucchiai di dolcificante
- 1 cucchiaino di estratto di vaniglia
- 1 cucchiaino di acqua
- Chicchi di caffè

DIREZIONI:

1. Togliete dal frigo i cubetti di cocco e l'avocado congelati. Scioglierli leggermente per 5-10 minuti.

2. Aggiungere il dolcificante, il caffè espresso e l'estratto di vaniglia alla miscela di cocco ed evcado e frullare con un frullatore a immersione fino a quando non diventa cremoso (per circa 1 minuto). Versare l'acqua e frullare per 30 secondi.

3. Ricoprite con chicchi di caffè e godetevelo!

Nutrizione: Carboidrati: 20.5g di grassi: 61g di proteine: 6.3g di calorie: 596

Bombe grasse con cannella e cardamomo

Tempo di preparazione: 10 minuti

Tempo di cottura: 35 minuti

Porzioni: 10

INGREDIENTI:

- ½ tazza di cocco non zuccherato, tritato
- 3 oz di burro non salato
- ¼ di cucchiaino di cannella verde macinata
- ¼ di cardamomo a terra
- ½ cucchiaino di estratto di vaniglia

DIREZIONI:

1. Arrostire il cocco non zuccherato (scegliere calore medio-alto) fino a quando non inizia a diventare leggermente marrone.

2. Unire il burro a temperatura ambiente, la metà del cocco tritato, la cannella, il cardamomo e l'estratto di vaniglia in un piatto separato. Raffreddare il composto in frigorifero per circa 5-10 minuti.

3. Formate delle palline e copritele con il cocco tritato rimasto.

4. Raffreddare le palline in frigorifero per circa 10-15 minuti.

Nutrizione: Carboidrati: 0.4g di grassi: 10g di proteine: 0.4g di calorie: 90

Red Velvet Cupcakes

Tempo di preparazione: 15 minuti

Tempo di cottura: 25 minuti

Porzioni: 8

INGREDIENTI:

- Pastella per cupcake:
- 2 tazze di farina di mandorle.
- 2 cucchiai di cacao olandese.
- 3 cucchiai di burro.
- 1/3 tazza di miscela di frutta monaca/eritritolo.
- 3 uova.
- 1/2 tazza di panna acida.
- 1/3 tazza di latticello.
- 2 cucchiaini di colorante alimentare rosso
- 1 cucchiaino di lievito in polvere da cucina:
- 1/2 bastoncino di burro.
- 2 cucchiai di mascarpone.
- 8 oz. di formaggio cremoso.
- 1/4 di tazza di dolcificante alla frutta monaco.
- 1 cucchiaino di vaniglia.

DIREZIONI:

1. Usando una grande ciotola, aggiungere la farina, il cacao e il lievito in polvere, quindi mescolare bene per amalgamare.

In un'altra ciotola, aggiungere il burro, il dolcificante e le uova, quindi sbattere bene con un mixer. Aggiungere la panna acida, il latticello e il colorante rosso, quindi sbattere di nuovo per combinare.

2. Successivamente, versare il composto di uova nella ciotola contenente il composto di farina, quindi mescolare il tutto per combinarlo. Mettere la carta pergamena su una teglia per muffin a più pozzi, versare la pastella, mettere la teglia per muffin in forno e cuocere a 350 gradi per circa venticinque o trenta minuti fino a quando uno stuzzicadenti inserito esce pulito, messo da parte a raffreddare.

3. Per fare la glassa, sbattere tutti i suoi ingredienti in una terrina fino a quando il composto diventa liscio. Mettere il ghiaccio sui cupcake come si desidera, quindi servire.

NUTRIZIONE: Calorie: 377 Carboidrati: 5.5g Proteine: 7.4g Grassi: 24g Zucchero: 2.2g Sodio: 345mg Fibre: 2.5g

Keto Frosty

Tempo di preparazione: 45 minuti

Tempo di cottura: 0 minuti

Porzioni: 4

INGREDIENTI:

- 1 ½ tazza di panna da montare pesante
- 2 cucchiai di cacao in polvere (non zuccherato)
- 3 cucchiai da tavola Swerve
- 1 cucchiaino di estratto di vaniglia puro
- Sale a piacere

DIREZIONI:

1. In una ciotola, combinare tutti gli ingredienti.
2. Utilizzare un miscelatore a mano e battere fino a vedere la formazione di picchi rigidi.
3. Mettere la miscela in un sacchetto con chiusura lampo.
4. Fermi per 35 minuti.
5. Servire in ciotole o piatti.

NUTRIZIONE: Calorie: 164 Grassi totali: 17g Grassi saturi: 10.6g Colesterolo: 62mg Sodio: 56mg Carboidrati totali: 2.9g Fibre alimentari: 0.8g Zuccheri totali: 0.2g Proteine: 1.4g Potassio: 103mg

Frullato di Keto

Tempo di preparazione: 15 minuti

Tempo di cottura: 0 minuti

Porzioni: 1

INGREDIENTI:

- ¾ tazza di latte di mandorla
- ½ tazza di ghiaccio
- 2 cucchiai di burro di mandorle
- 2 cucchiai di cacao in polvere (non zuccherato)
- 2 cucchiai da tavola Swerve
- 1 cucchiaio di semi di chia
- 2 cucchiai di semi di canapa
- ½ cucchiaio di estratto di vaniglia
- Sale a piacere

DIREZIONI:

1. Miscelare tutti gli ingredienti in un robot da cucina.
2. Raffreddare in frigorifero prima di servire.

NUTRIZIONE: Calorie: 104 Grassi totali: 9,5g Grassi saturi: 5,1g Colesterolo: 0mg Sodio: 24mg Carboidrati totali: 3.6g Fibra alimentare: 1.4g Totale Zuccheri: 1.1g Proteine: 2.9g Potassio: 159mg

Avocado Ice Pops

Tempo di preparazione: 20 minuti

Tempo di cottura: 0 minuti

Porzioni: 10

INGREDIENTI:

- 3 avocado
- ¼ di tazza di succo di lime
- 3 cucchiai da tavola Swerve
- ¾ tazza di latte di cocco
- 1 cucchiaio di olio di cocco
- 1 tazza di cioccolato keto-friendly

DIREZIONI:

1. Aggiungere tutti gli ingredienti tranne l'olio e il cioccolato in un frullatore.
2. Mescolare fino a quando non è liscio.
3. Versare la miscela nello stampo per ghiaccioli.
4. Congelare durante la notte.
5. In una ciotola, mescolare olio e scaglie di cioccolato.
6. Sciogliere nel microonde. E poi lasciate raffreddare.
7. Immergere i ghiaccioli di avocado nel cioccolato prima di servirli.

NUTRIZIONE: Calorie: 176 Grassi totali: 17,4g Grassi saturi: 7,5g Colesterolo: 0mg Sodio: 6mg Carboidrati totali: 10.8g Fibra alimentare: 4.5g Totale Zuccheri: 5.4g Proteine: 1.6g Potassio: 341mg

Frappè al cioccolato

Tempo di preparazione: 5 minuti

Tempo di cottura: 0 minuti

Porzioni: 1

INGREDIENTI:

- 1/2 tazza di latte di cocco intero o panna pesante.
- 1/2 avocado a fette.
- 1-2 cucchiai di cacao in polvere.
- 1/2 cucchiaino di estratto di vaniglia.
- Sale rosa dell'Himalaya a piacere.
- 2-4 cucchiai di eritritolo.
- 1/2 tazza di ghiaccio.
- Acqua, se necessario.
- Componenti aggiuntivi opzionali:
- Olio MCT
- Cuori di canapa
- Peptidi del collagene
- Estratto di menta o estratto di scelta

DIREZIONI:

1. Utilizzando un robot da cucina o un frullatore ad alta velocità, aggiungete tutti gli ingredienti della lista (a parte il ghiaccio) accanto al vostro add-in scelto, quindi frullate fino a quando il composto diventa cremoso e liscio.

2. Versare il composto in una tazza da portata, aggiungere il ghiaccio e servire.

NUTRIZIONE: Calorie: 303 Carboidrati: 10.7g Proteine: 3g Grassi: 31g Zucchero: 1.2g Sodio: 1234mg Fibre: 1.4g

Tartufi al cioccolato

Tempo di preparazione: 10 minuti

Tempo di cottura: 10 minuti

Porzioni: 16

INGREDIENTI:

- 2,5 grammi di scaglie di cioccolato fondente senza zucchero.
- 1/2 tazza di panna da montare pesante o latte di cocco.
- 1 cucchiaino di cannella o di vaniglia senza zucchero.
- 2 cucchiai di cacao in polvere per spolverare.

DIREZIONI:

1. Mettere una casseruola a fuoco medio, aggiungere la panna e la cannella o la vaniglia, poi riscaldare per qualche minuto fino a quando inizia a bollire.

2. Mettete il cioccolato in una terrina, versate il composto di panna riscaldata, quindi lasciate riposare per qualche minuto finché il cioccolato non si scioglie, mescolate per amalgamare.

3. Mettere la miscela in frigorifero a raffreddare per circa due ore. Una volta raffreddato, formare delle palline dalla miscela, quindi rotolare nella polvere di cacao, servire.

NUTRIZIONE: Calorie: 190 Carboidrati: 2,5g Proteine: 1,9g Grassi: 5g Zucchero: 1,6g Sodio: 476mg Fibre: 3,7g

Mousse al lampone

Tempo di preparazione: 10 minuti

Tempo di cottura: 4 ore

Porzioni: 8

INGREDIENTI:

- 3 oz. lampone fresco
- 2 tazze di panna da montare pesante
- 2 oz. di noci pecan, tritate
- ¼ di cucchiaino di estratto di vaniglia
- ½ limone, la scorza

DIREZIONI:

1. Versare la panna da montare nel piatto e frullare fino a quando non diventa morbida.
2. Mettere la scorza di limone e la vaniglia nel piatto e mescolare accuratamente.
3. Mettere i lamponi e le noci nella crema e mescolare bene.
4. Coprire il piatto con un involucro di plastica e metterlo in frigorifero per 3 ore.
5. Ricoprire con i lamponi e servire.

NUTRIZIONE: Carboidrati: 3g Grassi: 26g Proteine: 2g Calorie: 255

Cioccolato spalmato di nocciole

Tempo di preparazione: 5 minuti

Tempo di cottura: 5 minuti

Porzioni: 6

INGREDIENTI:

- 2 cucchiai di cacao in polvere
- 5 oz. di nocciole, tostate e senza guscio
- 1 oz. di burro non salato
- ¼ di tazza di olio di cocco

DIREZIONI:

1. Sbattete tutti gli ingredienti spalmati con un frullatore per tutto il tempo che volete. Ricordate, più a lungo frullate, più omogenea sarà la vostra spalmabilità.

NUTRIZIONE: Carboidrati: 2g Grassi: 28g Proteine: 4g Calorie: 271

Brownie veloce e semplice

Tempo di preparazione: 20 minuti

Tempo di cottura: 5 minuti

Dosi: 2

INGREDIENTI:

- 3 cucchiai di cioccolato Keto
- 1 cucchiaino di cacao in polvere non zuccherato
- 2 cucchiai di burro salato
- 2¼ cucchiai di zucchero a velo

DIREZIONI:

2. Unire 2 cucchiai di scaglie di cioccolato e burro, scioglierli in un forno a microonde per 10-15 minuti. Aggiungere le scaglie di cioccolato rimanenti, mescolare e fare una salsa.

3. Aggiungete il cacao in polvere e lo zucchero a velo alla salsa e sbattete bene fino ad ottenere un impasto.

4. Disporre l'impasto su una teglia da forno, formare il Brownie.

5. Mettete il vostro Brownie nel forno (preriscaldato a 350°F).

6. Cuocere in forno per 5 minuti.

NUTRIZIONE: Carboidrati: 9g di grassi: 30g di proteine: 13g di calorie: 100

IL PIANO DI 30 GIORNI DI DIETA ALIMENTARE

Giorno	Prima colazione	Pranzo	Cena
1	Keto Crunch	Seno d'anatra	Delizioso pollo Korma
2	Torte dolci Keto	Costolette di agnello al rosmarino	Keto Chicken Pot Pie
3	Burrito al salmone	Sous Video Agnello arrosto	Delizioso pollo fritto in padella
4	Pane del mattino	Bistecca di manzo alla pera	Kabob di pollo e verdure
5	Gnam gnam gnam gnam	Hamburger all'aglio cilantro	Keto Cremoso Pollo di Pomodoro Secco al Sole
6	Crepes per la prima colazione	Bistecca Tri-Tip all'aglio e soia	Delizioso pollo in umido
7	Fusion	Polpette all'aglio	Pollo fritto Keto
8	Frullato di mirtilli	Kebab di manzo macinato	Barche basse di Zucchine di Pollo di Carb
9	Frittelle Quick Keto	Bistecche ai funghi	Pollo Satay basso di Carb

10	Quiche di spinaci	Costolette di manzo al vino rosso	Keto Pollo e cavolfiore di pollo e riso fritto
11	Crepes alla crema	Bistecca di filetto e purè di rape	Pollo alla paprika Keto
12	Ciotola per frullati	Peperoni ripieni	Basso Carb Pollo al forno e verdure
13	Frittelle diaboliche	Verde Collard ripieno	Delizia di pollo arrosto e fagiolini
14	Muffin al formaggio	Costoletta di pomodoro e Jalapeno arrosto	Polpette di pollo deliziose
15	Piatto di melanzane e pomodoro	Sunchokes arrostiti alle erbe	Carnitas di maiale
16	Pasta e Verdure al Peperoncino	Salmone alla griglia	Petto di manzo facile
17	Zucchine ripiene al formaggio	Salmone con aneto	Costolette di maiale alla pancetta
18	Insalata croccante di pancetta con mozzarella e pomodoro	Gamberi al curry	Arrosto di maiale giamaicano
19	Cavolo stufato indiano	Salmone imburrato	Maiale agli agrumi
20	Spaghetti al formaggio arrosto di	Gamberi con asparagi	Carne di maiale ai funghi paprika

	verdure:		
21	Spinaci freschi con salsa di pomodoro	Cozze Ala Marinera	Costolette di maiale al pesto e parmigiano
22	Cavolo di mandorla aromatico e purè di zucchine	Salmone arrosto con crosta di aneto al parmigiano	Fajitas di manzo
23	Domenica Cavolfiore e prosciutto cotto:	Salmone al forno Keto con limone e burro	Costolette di maiale alla senape
24	Keto Veggie Noodles	Salmone al forno Keto con pesto	Carne di manzo macinata e cavolini di Bruxelles
25	Pizza al peperoncino al formaggio	Gamberi semplici "alla griglia	Carne di maiale con carote
26	Cavolo all'aglio saltato in padella	Salsa di pesce e porri	Bistecca di manzo cremosa all'aglio
27	Broccoli stufato di pollo	Stufato di frutti di mare al cocco	Bistecca di filetto di manzo chetogenico
28	Zuppa di pollo al Cheddar	Stufato di gamberi	Formaggio di capra con crosta di noci e timo
29	Classico stufato di pomodoro e pollo	Branzino alle erbe	Bastoncini di formaggio avvolti nella pancetta

30	Zuppa di pollo al cocco	Keto Pollo cremoso e funghi	Involtini di salmone affumicato con rucola

CONCLUSIONE

Ricette di dieta keto sono la parte migliore della dieta ketogenica. Ci sono un sacco di verdure e proteine in queste ricette. Dal momento che la dieta keto ha una grande quantità di grassi e molto bassa quantità di carboidrati, così queste ricette sono devono avere per una persona che sta per seguire la dieta ketogenica.

Ma è importante che mangiamo solo ingredienti freschi e non usiamo prodotti in scatola o surgelati, perché in questa fase tutti i nutrienti andranno persi e non ne trarremo alcun beneficio.

Inoltre, poiché la dieta keto non contiene cereali o zuccheri, non possiamo usare miele, burro, panna pesante e altri prodotti che fanno parte degli alimenti occidentali.

Ma se volete provare alcune di queste ricette, allora potete includere questi ingredienti nella vostra dieta, dal momento che sono anche una parte di grande cibo.

Sto ancora seguendo la dieta chetogenica da un anno e ho visto tanti cambiamenti nel mio corpo, quindi ho voluto condividere tutti questi nuovi cambiamenti con tutti voi.

Ho anche trovato alcuni prodotti davvero utili da cui è possibile ottenere facilmente ricette di dieta keto e integratori.

Questi prodotti sono davvero buoni e mi aiutano a stare lontano da qualsiasi tipo di effetti collaterali, mentre si segue la dieta Keto.

È meglio imparare che non si può raggiungere l'obiettivo di peso che ci si è prefissati piuttosto che sentirsi frustrati e rinunciare. Quindi, invece di fissare l'obiettivo e di andare a sbattere, fissate gli obiettivi per gradi.

Per esempio, invece di dire "Voglio perdere 30 chili", dite "Voglio perdere 5 chili questo mese". Questo funziona perché le tue aspettative sono basse. Quando raggiungete il vostro obiettivo di perdere 5 chili quel mese, stabilite un nuovo obiettivo; smettete di mangiare fuori o di bere qualsiasi bevanda tranne l'acqua. Potete iniziare dicendo: "Voglio perdere 5 chili questo mese" e poi continuare a fissare un obiettivo basso.

Alla fine, sarete al vostro peso obiettivo. Questo è un ottimo modo per raggiungere il vostro obiettivo, perché in questo modo non vi preparate a fallire fin dall'inizio. Un altro vantaggio di questo metodo è che vi dà fiducia. Quando una persona riesce a raggiungere piccoli obiettivi, guadagna fiducia e continuerà a provarci fino a quando non ci riuscirà.

Speriamo che questo vi dia un'idea del processo di perdita di peso. Ora potete iniziare a pianificare il vostro viaggio di perdita di peso calcolando il vostro apporto calorico giornaliero e determinare quanti giorni dovete allenarvi a settimana.

Abbiamo la nostra ricetta consigliata con semplici passi da seguire. Si parte dalla colazione, pranzo, cena e molte ricette di spuntini. Le ricette sono deliziose e facili da fare a casa. Non ci sono restrizioni sul tipo di cibo che si vuole mangiare, si può mangiare quanto si vuole. Se parliamo di verdure, allora potete aggiungere più verdure verdi nella vostra dieta per ottenere più benefici salutari. Potete aggiungere più spezie, erbe aromatiche nei vostri pasti per aggiungere sapori diversi. L'aglio fa bene alla salute ed è ottimo per la digestione, ha più vitamina C dell'arancia. È anche possibile aggiungere tutte le spezie che si desidera, ci sono così tante spezie disponibili sul mercato che non sono fritti o hanno troppo olio aggiunto ad esso in modo da poterli utilizzare li condivideremo passo dopo passo le istruzioni per fare pasti facili e deliziosi come uno chef che li fa a casa. Se aggiungete più spezie nella vostra dieta, allora vi aiuterà a ridurre il numero di calorie nel vostro pasto. Potete usare la maggior parte delle verdure come cipolla, pomodoro, barbabietola, broccoli, carota, cavolfiore, ecc. Così, avrete più sostanze nutritive nei vostri pasti che sono molto buone per la salute.

Non si può mai immaginare una cosa del genere finché non si prova con se stessi. È così semplice che puoi farli a casa ogni volta che vuoi. Potete prepararne alcuni con la vostra famiglia a casa e anche per i vostri amici.

Abbiamo fornito un sacco di ricette facili per voi in questo libro, quindi provate queste se siete un principiante o volete iniziare a fare la dieta keto con grande sapore.

CPSIA information can be obtained
at www.ICGtesting.com
Printed in the USA
LVHW082229090421
684056LV00002B/182

9 781801 835435